Abra a Boca, sem Vergonha!

DICAS PARA UM SORRISO BONITO

Abra a Boca, sem Vergonha!
DICAS PARA UM SORRISO BONITO

YVONNE BUISCHI

TANIA SIQUEIRA

MARCELO BÖNECKER

2004

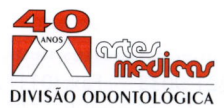

DIVISÃO ODONTOLÓGICA

© 2004 by Editora Artes Médicas Ltda.

Todos os direitos reservados. Nenhuma parte desta obra poderá ser publicada sem a autorização expressa desta Editora.

Diretor Editorial: MILTON HECHT

Equipe de Produção:
Gerente de Produção: FERNANDA MATAJS
Composição e Diagramação: GRAPHBOX•CARAN
Projeto Gráfico: TATIANA PESSÔA
Ilustrações: ESTÚDIO ONZE
Impressão e Acabamento: GRAPHBOX•CARAN
Organização: FERNANDO VIEIRA

ISBN 85-367-0001-7

Dados Internacionais de Catalogação na Publicação (CIP)
(Câmara Brasileira do Livro - SP - Brasil)

Buischi, Yvonne;
    Abra a boca, sem vergonha! / Yvonne Buischi, Tania Siqueira, Marcelo Bönecker; [ilustração Estúdio Onze] – – São Paulo : Artes Médicas, 2004.

ISBN 85-367-0001-7

Índices para catálogo sistemático

1. Doenças bucais - Prevenção 2. Doenças bucais - Tratamento 3. Odontologia preventiva 4. Odontopediatria I. Buischi, Yvonne. II. Siqueira, Tania . III. Bönecker, Marcelo. IV. Estudio Onze. V. Título.

03-7122

CDD-617.6052
NLM-WU 113

EDITORA ARTES MÉDICAS LTDA.
R. Dr. Cesário Mota Jr, 63 — Vila Buarque — CEP: 01221-020
São Paulo — SP — Brasil
Home Page: http://www.artesmedicas.com.br
E-Mail: artesmedicas@artesmedicas.com.br
Tel: (011) 221-9033 — Fax: (011) 223-6635
Linha direta do consumidor: 0800-559033

Autores

YVONNE BUISCHI

- Especialista em Periodontia, Faculdade de Odontologia da Universidade Estadual de Campinas
- Doutora em Bioquímica, Instituto de Química da Universidade de São Paulo
- Professora Associada ao Centro de Odontologia Preventiva de Karlstad, Suécia
- Consultora da Unidade de Saúde Bucal da Organização Mundial da Saúde (OMS)
- Diretora do *Per Axelsson Oral Health Promotion Center* - São Paulo

TANIA SIQUEIRA

- Especialista em Periodontia, Faculdade de Odontologia da Universidade Católica de Nijmegen, Holanda
- Diretora de Projetos do *Per Axelsson Oral Health Promotion Center* - São Paulo

MARCELO BÖNECKER

- Mestre e Doutor em Odontopediatria, Universidade de São Paulo
- Programa de Doutorado com Estágio no Exterior, Departamento de Epidemiologia e Saúde Bucal da Universidade de Londres
- Pós-Doutorado, *Dental Research Institute - Witwatersrand* da Universidade da África do Sul
- Professor de Odontopediatria da Universidade de São Paulo e CPO São Leopoldo Mandic
- Diretor Científico do *Per Axelsson Oral Health Promotion Center* - São Paulo

Agradecimentos

Aos nossos pacientes, que nos inspiraram e estimularam a produzir este trabalho. Aos nossos colegas, pela troca de experiência e conhecimento, em especial aos amigos Per Axelsson, Márcia Mayer, Rose Biela Silva, Sergio Funari e Wagner de Oliveira.

Índice

Introdução 1

Saiba mais sobre sua boca 7

Grávida e com mais saúde 8

Conheça melhor os dentes de seu filho 10

Como cuidar dos dentes do seu filho 22

A vilã dos dentes – A placa bacteriana 30

As doenças mais comuns 31

Para ter uma boca saudável 40

    A limpeza dos dentes 40

    Flúor – Um importante aliado contra a cárie 48

    Comer menos açúcar é fundamental para a prevenção da cárie 52

Como substituir o açúcar 54

Outras ameaças a seu sorriso 58

Ir ao dentista 60

Introdução

Aos nossos colegas

Educar e oferecer oportunidades para que as pessoas tenham saúde bucal é papel fundamental do cirurgião-dentista e chave do sucesso profissional. Promover e manter a saúde bucal daqueles que buscam nossos cuidados deve ser, portanto, o objetivo principal de nossa prática diária.

Para tal, temos que atuar como educadores, fornecendo informações a respeito da etiologia e do desenvolvimento das doenças bucais, e sobre como preveni-las e controlá-las. Mas não é o bastante. Como o paciente também exerce papel fundamental na prevenção e tratamento das doenças bucais, temos ainda que apoiar sua decisão de se manter saudável, para que possa desempenhar com sucesso as tarefas que lhe cabem, como a limpeza doméstica dos dentes, a ingestão de dieta adequada e a utilização sistemática de flúor.

Portanto, no contexto da promoção de saúde, o dentista e sua equipe atuam como educadores, motivadores, instrutores e treinadores, além de supervisionarem e apoiarem o comportamento do paciente em relação aos cuidados que deve realizar para promover e manter a saúde bucal.

Visando facilitar a tarefa, resolvemos preparar este livro, abordando diferentes questões que surgem durante o processo de educação em saúde. É fundamental que o conhecimento científico que a odontologia vem acumulando nas últimas décadas, sobre como preservar e promover a saúde bucal seja desmonopolizado, para que o paciente, ao se apropriar desses conhecimentos possa participar, de forma ativa, do processo de manutenção da sua saúde bucal. Além disso, as principais dúvidas dos nossos pacientes sobre controle e tratamento das doenças bucais serão aqui abordadas.

Aos nossos pacientes

Ainda hoje, em pleno século XXI, vivenciamos a perpetuação da crendice popular de que é natural ter cárie e doenças da gengiva, e de que perder dentes faz parte do processo de envelhecimento. Perder dentes não é como a maioria das pessoas imagina, um fato natural.

Com os conhecimentos científicos atuais, é possível para uma criança, hoje, chegar à idade adulta gozando de plena saúde bucal. Também, através de cuidados preventivos, de baixo custo e de fácil execução, é possível para o adulto preservar seus dentes.

Embora as doenças bucais não se apresentem, num primeiro momento, como ameaças à vida, constituem importantes problemas de saúde pública – cárie e doenças da gengiva, as principais causas da perda de dentes, atingem enorme parcela da população. Além de produzirem efeitos estéticos negativos, tornando os dentes feios e comprometendo o sorriso, provocam dor, e seu tratamento é, na maioria das vezes, desconfortável.

Daí o já conhecido medo do dentista – sintoma que atinge a maior parte da população – pois a maioria das pessoas ainda associa a ida ao dentista com sentir dor e gastar dinheiro, uma combinação que é claro, não deixa de ser no mínimo desagradável. Tanto o medo como o custo do tratamento se reduzem dramaticamente quando o paciente deixa de procurar o dentista só quando a dor aparece, para buscar um tipo de atendimento que mantenha a saúde da boca. Nenhuma especialidade da odontologia, por mais avançada e moderna que esteja, produz resultados mais bonitos e a custos mais baixos do que a preservação dos dentes sadios, o que se consegue com medidas de promoção de saúde bucal.

Não existem dúvidas de que a saúde bucal do brasileiro melhorou muito nos últimos anos. Contudo, ainda é extremamente precária. Enquanto a diminuição no número de cárie em adolescentes pode ser observada, índices muito altos de ataque pela cárie dentária são detectados em crianças de 0 a 6 anos e em adultos. Além disso, é elevada a ocorrência de doenças que afetam as gengivas, de maloclusões e de câncer bucal, assim como é surpreendente o número de adultos de meia-idade e idosos desdentados.

Embora as doenças que afetam as gengivas e os tecidos de suporte dos dentes, chamadas de doenças periodontais, possam também ser responsabilizadas, a cárie dentária é a principal responsável pela perda de dentes durante a vida do indivíduo. Aos 60 anos, 59% dos brasileiros já perderam todos os dentes, e a porcentagem sobe para 99% aos 75 anos de idade. Some-se a isso o fato de que apenas 15% da população tem acesso a clínicas odontológicas particulares, a forma de atendimento predominante no país e que 5% é tratada pelos serviços públicos de saúde – há, portanto, pelo menos 147 milhões de brasileiros marginalizados. O último levantamento divulgado pelo IBGE em 2000 mostra que cerca de 30 milhões de brasileiros nunca foram ao dentista.

Queremos, por meio deste livro preparado especialmente para você, motivá-lo e apoiá-lo em sua decisão de se manter saudável, buscando trazer respostas para as dúvidas mais freqüentes.

A boca – Porta de entrada para um corpo saudável

Sem saúde bucal é impossível ter saúde, pois além das doenças bucais funcionarem como focos de infecção, comprometendo o funcionamento do organismo, bons dentes possibilitam a ingestão de uma dieta saudável (rica em fibras), assegurando boa nutrição.

Nutrição adequada durante a gestação resulta, no futuro, em menor incidência de doenças cardíacas, diabetes e cárie para o bebê. Além disso, dentes saudáveis permitem uma dieta equilibrada nas idades mais avançadas, propiciando mais saúde e melhor qualidade de vida para os idosos. Por outro lado, falta de dentes e conseqüente má nutrição levam a uma queda expressiva na atividade funcional das pessoas mais velhas.

A saúde da boca, traduzida em um belo sorriso, ajuda ainda nos relacionamentos sociais: sorrir, mostrando dentes bonitos, facilita contatos pessoais e profissionais e tem outra repercussão na saúde – um simples sorriso movimenta no mínimo 12 músculos da face, e cerca de 58, quando se transforma em risada sonora. Já a gargalhada massageia também o tórax e os músculos envolvidos na respiração, o que aumenta a oxigenação e a irrigação sangüínea, beneficiando o funcionamento do organismo.

Saúde bucal é algo além de ter bons dentes. Significa não sofrer de dores crônicas no rosto e na boca, não apresentar lesões de câncer bucal e de garganta, não possuir defeitos de nascença, tais como fenda labial ou palatina, além de não apresentar manifestações bucais de doenças infecciosas como AIDS, e sistêmicas, como diabetes. Isso tudo além de ter dentes e gengivas saudáveis.

Muitas doenças, incluindo sarampo, AIDS e diabetes, têm manifestações bucais que podem ser o primeiro sinal clínico da doença, permitindo ao médico ou dentista chegar o mais cedo possível a um diagnóstico.

A relação entre doenças da gengiva e diabetes já é bem conhecida. Os diabéticos têm maior risco de contrair essas doenças na forma mais grave, que resulta na destruição rápida do osso de suporte e conseqüente perda dos dentes.

Além disso, ter uma boca saudável irá auxiliar na prevenção da maioria das doenças não transmissíveis, à medida que elas compartilham os mesmos fatores de risco. Por exemplo, o tabagismo é fator de risco para doenças da gengiva, assim como para doenças cardiovasculares e câncer. A dieta é fator de risco comum para cárie, doenças cardiovasculares e diabetes. Quando prevenimos doenças bucais, estamos na realidade contribuindo para evitar doenças importantes. Pesquisas recentes mostram que pessoas com doenças da gengiva têm maior chance de desenvolver doenças cardiovasculares e pulmonares, diabetes, e de dar à luz crianças prematuras e de baixo peso.

Você no comando de sua saúde

Sua participação é fundamental para a prevenção e o controle das doenças bucais. A prevenção, controle e tratamento dessas doenças são de responsabilidade do paciente juntamente com o profissional. Seu dentista pode ajudá-lo, educando, informando, treinando e supervisionando os cuidados que você deverá ter, em casa, com relação aos seus dentes. Além disso, realizará diagnóstico, controle e tratamento das doenças dentárias quando necessário.

Você deve ter o controle de sua própria saúde e caberá a você desempenhar as tarefas necessárias para mantê-la: limpar bem os dentes, usar flúor adequadamente e manter uma dieta saudável, com o mínimo de produtos açucarados. O autodiagnóstico (examinar sua boca) é também fundamental, pois quando as doenças bucais são diagnosticadas bem cedo podem ser curadas antes de causar qualquer dano. Por exemplo, quando uma cárie é detectada no início (mancha branca), pode-se impedir que progrida e evitar uma obturação. Seu dentista poderá treiná-lo para fazer o autodiagnóstico.

Saiba mais sobre sua boca

1. Como é um dente?

Como vemos na figura, o dente é composto por coroa, polpa e raiz, e é mantido firme na boca pelo periodonto, formado por gengiva, osso e ligamento periodontal. A polpa dental é um tecido mole, que se localiza dentro do dente, contendo nervos, artérias e vasos linfáticos.

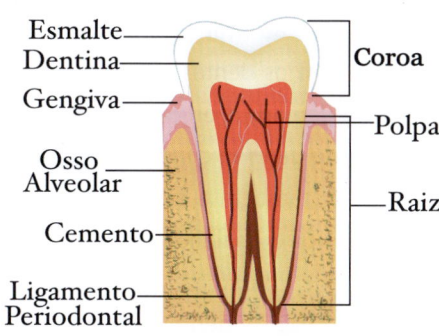

2. Quantos dentes temos na boca?

Temos duas dentições: dentes de leite (decíduos) e dentes definitivos (permanentes). Na dentição de leite temos 20 dentes e na permanente, 32. Algumas pessoas não têm todos os dentes e outras possuem além dos 32, um ou mais dentes (supranumerários).

Grávida e com mais saúde

3. A gravidez afeta a saúde dos dentes?

Não. O dito popular "a cada gravidez se perde um dente" não é verdadeiro. Embora se observe freqüentemente piora da condição de saúde bucal durante a gravidez e logo após o nascimento da criança, a gravidez, por si só, não provoca problemas nos dentes nem nas gengivas.

As alterações hormonais que ocorrem na gravidez só aumentam os sinais de inflamação já existente na gengiva. Portanto, se ao ficar grávida sua gengiva estiver sadia e você limpar bem os dentes durante esse período, sua gengiva não ficará inflamada. Por outro lado, gestantes com um tipo de doença de gengiva chamado de periodontite (além da gengiva inflamada também o osso que suporta o dente é reabsorvido) têm maior probabilidade de dar à luz bebês prematuros e de baixo peso. Durante a gravidez, a saúde da gengiva precisa ser monitorada e mantida, em caso de doença, tratada.

A gravidez também não enfraquece os dentes, pois o feto não retira cálcio dos dentes da mãe. O que acontece é que normalmente a gestante descuida da limpeza dos dentes (acumulando mais bactérias da cárie), e aumenta o consumo de doces entre as refeições (maior disponibilidade de açúcar para as bactérias produzirem cárie). Limitar o açúcar é importante não só para diminuir o risco à cárie, como também para facilitar o controle de peso da futura mãe.

4. Quais os cuidados que a grávida deve ter para manter sua boca saudável?

Durante a gravidez é fundamental que os pais se eduquem para a promoção de saúde bucal e, posteriormente, transmitam a seus filhos a decisão de evitar cárie e doenças da gengiva. Esse é o momento ideal para abandonar o hábito de mastigar chicletes, ingerir balas, chocolates, caramelos, refrigerantes e outros produtos açucarados. Você, como futura mãe, deve aproveitar esse período para desenvolver hábitos mais saudáveis. Evite todos os alimentos açucarados, o que só lhe trará benefícios, como o controle de peso. Além disso, limpe diariamente os dentes com fio/fita dental e escova macia, utilizando creme dental com flúor. Esses cuidados, aliados a controles periódicos pelo dentista, manterão saudáveis dentes e gengiva. É fundamental a orientação e o acompanhamento por um profissional.

5. Devo tomar flúor durante a gravidez?

Não. A suplementação de flúor para gestantes não é recomendada, pois não tem nenhum efeito nos dentes do bebê que vai nascer. Caso você tenha tendência a cárie, use outras formas de flúor, como cremes dentais, bochechos e aplicações feitas pelo dentista, que lhe indicará qual a melhor maneira de usá-lo.

6. As gestantes podem consumir produtos com adoçantes?

Sim, desde que orientadas para a ingestão de uma dieta equilibrada e se não utilizarem esses produtos em excesso. O uso da sucralose é liberado pelas autoridades de saúde pública dos Estados Unidos (FDA) para gestantes, pois ela não é absorvida no intestino.

Conheça melhor os dentes de seu filho

7. Quando nascem os dentes de leite?

No quadro abaixo está a idade média de "nascimento" dos dentes de leite. São idades aproximadas, portanto não se preocupe caso os dentes de seu filho nasçam um pouco antes ou depois.

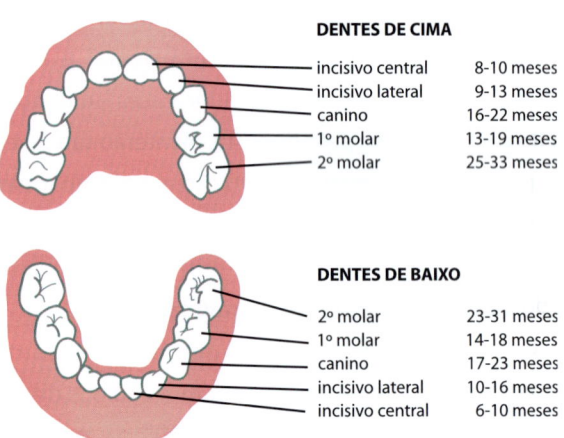

DENTES DE LEITE

DENTES DE CIMA
incisivo central	8-10 meses
incisivo lateral	9-13 meses
canino	16-22 meses
1º molar	13-19 meses
2º molar	25-33 meses

DENTES DE BAIXO
2º molar	23-31 meses
1º molar	14-18 meses
canino	17-23 meses
incisivo lateral	10-16 meses
incisivo central	6-10 meses

8. As crianças ficam doentes quando os dentes estão nascendo?

Não. O nascimento dos dentes não causa nenhuma doença. Algumas crianças podem ficar mais irritadas nesse período. Massagear a gengiva com o dedo ou com uma colherinha fria pode dar algum alívio, ou simplesmente deixe o bebê usar um mordedor de borracha previamente resfriado. Se o bebê apresentar febre ou qualquer outra indisposição, procure seu pediatra.

9. Os dentes de leite têm raiz?

Sim. Na maioria das vezes, entretanto, suas raízes são reabsorvidas antes que os dentes de leite caiam.

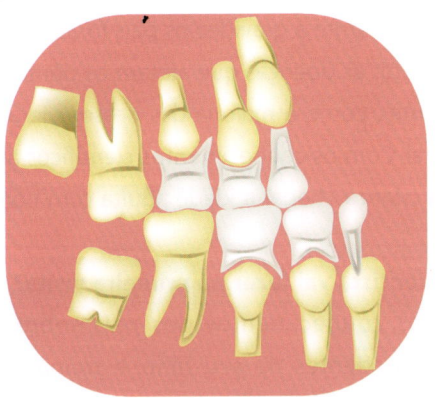

10. Quando nascem os dentes permanentes?

Os primeiros dentes permanentes são os primeiros molares de baixo, que nascem por volta dos 6 anos, atrás dos últimos dentes de leite. O quadro abaixo mostra a seqüência de nascimento de todos os dentes permanentes. Às vezes, podem ocorrer alterações na ordem de aparecimento dos dentes na boca.

DENTES PERMANENTES

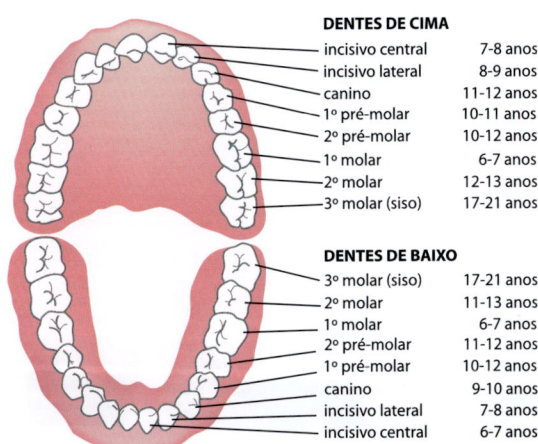

DENTES DE CIMA

incisivo central	7-8 anos
incisivo lateral	8-9 anos
canino	11-12 anos
1º pré-molar	10-11 anos
2º pré-molar	10-12 anos
1º molar	6-7 anos
2º molar	12-13 anos
3º molar (siso)	17-21 anos

DENTES DE BAIXO

3º molar (siso)	17-21 anos
2º molar	11-13 anos
1º molar	6-7 anos
2º pré-molar	11-12 anos
1º pré-molar	10-12 anos
canino	9-10 anos
incisivo lateral	7-8 anos
incisivo central	6-7 anos

11. Quando levar a criança pela primeira vez ao dentista?

Logo após o nascimento dos primeiros dentes de leite é recomendável a primeira visita do bebê ao dentista. O ideal seria que já durante a gravidez os pais fossem orientados sobre como prevenir as doenças que afetam os dentes.

Perder dentes, como a maioria das pessoas imagina, não é um fato natural. Com os conhecimentos científicos atuais é possível para uma criança chegar à idade adulta com boa saúde bucal.

12. O que o dentista vai fazer na primeira visita?

Reforçar os conhecimentos dos pais sobre como manter saudáveis os dentes de seu filho, e treiná-los para que os limpem de forma adequada. Além disso, o dentista vai examinar toda a boca, incluindo dentes e gengivas, orientar sobre o que deve ser feito caso a criança caia e bata os dentes e como evitar a transmissão de bactérias que causam cárie.

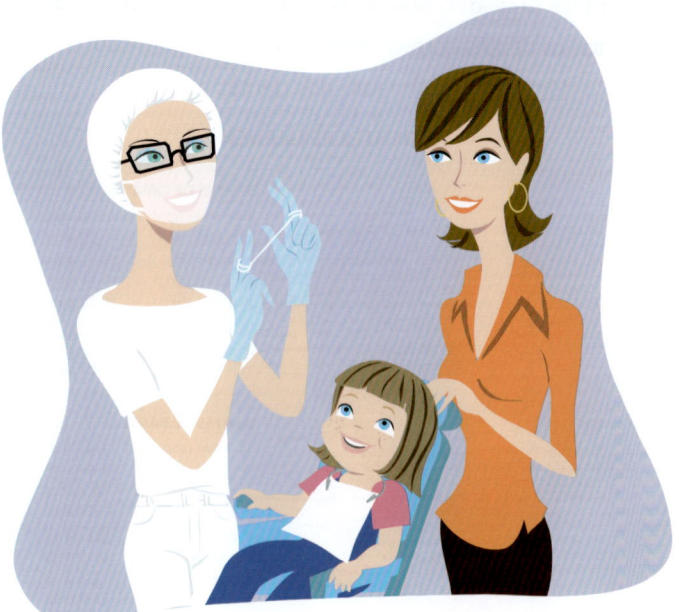

13. Qual a freqüência, para crianças, de visita ao dentista?

O dentista vai determinar a freqüência de visita individualmente, baseado na qualidade de saúde bucal que o paciente apresenta. Crianças livres de cárie visitam o dentista menos vezes do que as que têm ou já tiveram cárie. Para crianças que estão sob tratamento dentário (obturações, aparelhos e outros), o ideal é que compareçam ao consultório odontológico pelo menos uma vez por semana.

14. Como lidar com o medo de ir ao dentista?

Não diga coisas como "não tenha medo do dentista" ou "não vai doer". Estranhamente, isso vai aumentar o medo, ao invés de reduzi-lo. Apresente o profissional como um amigo que vai ajudá-lo a manter os dentes bonitos e saudáveis. Não use o dentista como ameaça, mas sim como força positiva. Não suborne e não prometa. Quanto mais cedo a criança aceitar seu dentista dentro da realidade, tanto melhor. Se você está ansioso, tente não demonstrar.

15. Por que meu filho tem que visitar o dentista regularmente?

Visitas regulares permitem ao dentista controlar a saúde bucal do paciente. Como a criança está em plena fase de crescimento e desenvolvimento físico, o profissional acompanha o nascimento dos dentes, e a forma como ela e a família estão cuidando da saúde bucal. Visitas regulares permitem diagnosticar cárie e problemas de maloclusão em estágios iniciais, propiciando tratamentos mais rápidos, menos dolorosos, mais baratos e com maior preservação dos dentes.

16. Posso ficar junto com a criança durante a consulta?

Sim, durante as primeiras visitas, especialmente porque o dentista vai explicar aos pais ou responsáveis a maneira como o tratamento será encaminhado, podendo já iniciar o processo de educação para saúde bucal.

Com o passar do tempo, sua presença será ainda necessária no início de cada sessão de manutenção, quando o dentista verifica se os dentes de seu filho estão limpos. Isso porque, até 8-9 anos de idade um adulto deve limpar os dentes da criança, pois só então ela passa a ter habilidade para fazê-lo sozinha.

No caso de tratamento em crianças menores de 6 anos, a presença de um dos pais durante o atendimento pode ter efeito positivo sobre o comportamento da criança. Lembre-se de que seu dentista e equipe têm experiência com crianças e tentarão tornar a visita o mais agradável possível.

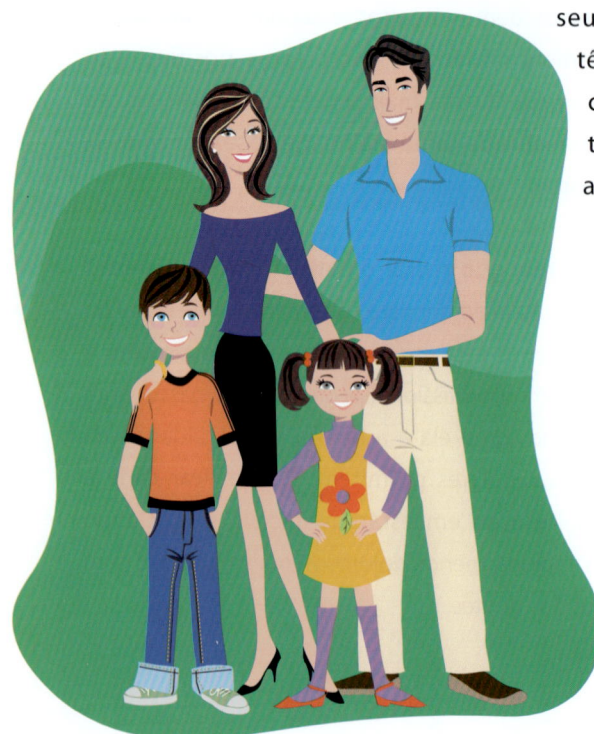

17. Por que obturar os dentes de leite, se eles vão cair?

Um dente cariado sem tratamento pode levar a infecção, dor e desconforto. Os dentes de leite são necessários para:
- a mastigação, pois só dentes sadios são capazes de morder e triturar os alimentos.
- a aparência, porque os dentes ajudam a determinar o formato do rosto.
- a fala, pois com os dentes de leite a criança desenvolve a pronúncia correta das palavras, facilitando a comunicação com os que a cercam e o processo de sociabilização.
- manter o espaço para os dentes permanentes que virão.

18. Quando a criança tem dentes de leite com defeitos ou cariados essa situação se repetirá nos permanentes?

Crianças que têm cárie nos dentes de leite têm mais chance de desenvolver cárie nos dentes permanentes. Daí a importância de, além de se obturarem os dentes de leite, introduzir o mais rápido possível os cuidados necessários para interromper o desenvolvimento da doença cárie, evitando sua ocorrência nos dentes permanentes.

A primeira infância é o período mais importante para a futura saúde bucal. Durante esse período os dentes de leite nascem, bactérias colonizam os dentes e começa a aquisição de hábitos relevantes para a saúde bucal.

Em alguns bebês, os dentes de leite nascem com defeitos no esmalte, podendo apresentar coloração diferente e porções amolecidas. Essa condição é conhecida como hipoplasia de esmalte. Em muitos casos, o dente permanente nasce sem problemas.

19. Os traumatismos nos dentes de leite podem prejudicar os dentes permanentes?

Sim, se o dente de leite for empurrado para dentro do osso isso pode prejudicar o dente permanente. Se ao cair a criança bate o rosto ou a boca, deve passar por um exame no dentista. Quando não tratados, os traumatismos podem levar a danos futuros nos dentes permanentes.

20. O que fazer se a criança cai e bate os dentes?

O ideal é entrar em contato imediato com o dentista da criança, que estará apto a orientar sobre as primeiras providências a serem tomadas. Se ocorrer fratura do dente, é importante procurar e guardar o pedaço quebrado num frasco com água filtrada.

A criança que sofreu um trauma dentário, leve ou grave, deve ser encaminhada ao dentista, que fará as radiografias necessárias e o tratamento restaurador apropriado. Se o traumatismo tiver sido muito grave, o pronto atendimento médico pode ser mais importante que o odontológico.

Se houver avulsão do dente de leite, ou seja, se sair inteiro da boca, a recomendação é procurá-lo e guardá-lo num recipiente com água filtrada e encaminhar a criança ao dentista o mais breve possível. Se houver avulsão do permanente, o indicado é procurar o dente, lavá-lo em água filtrada e colocá-lo de volta no local de onde caiu, encaminhando a criança ao dentista o mais rápido possível, mas já com o dente recolocado no lugar.

21. O hábito de chupar o dedo é prejudicial para os dentes?

Sim. Quando isso ocorre, os pais devem ficar atentos, pois o hábito é muito difícil de ser abandonado, mas não impossível. Existem bebês que simplesmente preferem o dedo à chupeta. O ato de chupar o dedo é muito pior para a criança do que a sucção monitorada da chupeta ortodôntica.

22. O que fazer se meu bebê sugar o polegar?

Desde a gestação, alguns bebês sugam o polegar. Após o nascimento, sempre que os pais observarem a prática, o dedo deve ser substituído pela chupeta ortodôntica. O ideal seria que o bebê não sugasse nem um, nem outro, mas a realidade não é esta. O uso da chupeta deve ser controlado a partir da idade em que a criança demonstre compreender o que lhe é dito, o que geralmente ocorre depois dos 9 – 12 meses. Ela deve entender que a chupeta é para ser utilizada apenas na hora de dormir.

23. Como e quando devo tirar a chupeta de meu filho?

O melhor momento para abandonar o hábito de sucção, seja ele qual for, é antes que a dentição de leite (decídua) esteja completa, de forma a que esse hábito não interfira de maneira definitiva com o desenvolvimento e crescimento da face.

24. Que problemas a sucção do dedo pode ocasionar na boca?

Dentre os prejuízos, está o desenvolvimento de mordida aberta ou cruzada. Dependendo da posição em que o dedo(s) é(são) colocado(s) na boca, da força feita durante a sucção, do posicionamento do queixo durante a prática e de sua duração, esses danos serão maiores ou menores. O ato de chupar o dedo produz, sem nenhuma dúvida, mais malefícios do que o uso moderado da chupeta.

25. A chupeta ortodôntica é também prejudicial?

Provavelmente não, desde que utilizada corretamente. Essa chupeta propicia um bom posicionamento da língua em contato com o céu da boca. Além disso, se for sugada de verdade e não ficar simplesmente "boiando" na boca, exercita a língua de forma eficiente. A chupeta ortodôntica adequada deve ter a parte externa bem larga, para que cubra toda a região dos lábios. Este formato é o ideal, pois leva a um selamento (fechamento) labial constante, fazendo com que a língua se exercite de maneira adequada. Desse modo, o equilíbrio entre as forças exercidas por língua, lábios e bochechas será mantido.

26. A mordida volta ao normal após o abandono do hábito de sucção?

Sim. Se o problema de mordida (maloclusão) for causado apenas pelo hábito da sucção ele deverá corrigir-se, sem nenhum tratamento, logo após o abandono precoce do hábito. Quando o retorno à "normalidade" não ocorre, a língua deverá estar contribuindo para a manutenção da maloclusão, sendo necessária uma avaliação por um fonoaudiólogo e possível tratamento. Em casos mais graves de maloclusão, observados em crianças em que o hábito de sucção continua após o nascimento de todos os dentes de leite, pode ser necessário o uso de aparelho ortodôntico durante ou depois da terapia com fonoaudiólogo.

27. O que fazer se a criança tiver dor de dente?
Leve a criança ao dentista o mais rápido possível. Evite medicamentos caseiros.

28. Por que os dentes permanentes são mais escuros do que os dentes de leite?
Basicamente a diferença de cor entre os dentes de leite e os permanentes é devida ao grau de mineralização e composição química. Dentes de leite são mais claros porque são menos mineralizados que os permanentes e possuem na sua composição mais carbonato e menos cálcio que os dentes permanentes.

29. Quando se deve iniciar a limpeza dos dentes na criança?
Os dentes devem ser limpos assim que surgem na boca, evitando o aparecimento de cárie, porque as crianças que têm cárie nos dentes de leite têm mais chance de ter também nos dentes permanentes. Dessa forma, você estará introduzindo em seu bebê o hábito da limpeza. É fundamental que os bons hábitos sejam desenvolvidos o mais cedo possível, e os maus hábitos evitados ou pelo menos adiados, pois uma vez introduzidos, tanto os bons como os maus hábitos dificilmente são alterados.

30. Qual o tipo de escova recomendado para crianças?
Mesmo considerando que a capacidade de limpeza das diferentes escovas é basicamente a mesma, a escova infantil deve possuir algumas características, tais como: cabeça pequena, cerdas macias ou extra-macias e cabo longo. O tamanho do cabo facilita o manuseio pelos adultos, aos quais cabe a execução da limpeza caseira dos dentes até que a criança consiga fazê-la sozinha, o que se dá entre 8-9 anos de idade.

31. Por que o molar dos seis anos tem cárie com facilidade?
Os primeiros molares, que aparecem na boca por volta dos 6 anos de idade, possuem forma muito irregular, favorecendo o acúmulo de placa bacteriana, que produz ácidos que desmineralizam os dentes. Além disso, a maioria das crianças e dos pais não percebe que o dente está aparecendo na região mais posterior da boca e, portanto, não realizam sua correta limpeza, permitindo o acúmulo de muitas bactérias.

32. O açúcar faz falta para crianças?
Não, o açúcar natural dos alimentos (frutas, verduras, legumes e outros) é suficiente para suprir as necessidades nutricionais da criança.

33. Faz mal dar mamadeira à noite?
Sim, existe um tipo de cárie, chamada de "cárie de mamadeira", que se desenvolve quando regularmente se coloca a criança para dormir tomando a mamadeira. O líquido fica parado na boca da criança durante toda a noite, exatamente quando a salivação é menor, aumentando assim o risco de aparecer cárie.

Não dê a mamadeira na hora de dormir. Mesmo que não adicione açúcar, lembre-se de que tanto o leite de vaca como o em pó já têm açúcar natural. Se ficarem muito tempo na boca, podem também causar cárie. Se seu filho precisar de algo para se acalmar antes de dormir, ofereça uma mamadeira com água.

34. Mel também pode provocar cárie?

Sim. A crença popular de que o mel provoca menos cárie do que o açúcar de mesa (sacarose) não é verdadeira, pois o mel tem em sua composição 85% dos mesmos açúcares que compõem a sacarose – glicose e frutose. Portanto, deve ser considerado um alimento "perigoso" sob o ponto de vista da cárie. É comum se observar grande número de lesões extensas de cárie em crianças cuja mamadeira é adoçada com mel, ou que recebem o bico da chupeta ou mamadeira umedecidos no mel. O açúcar mascavo, outra alternativa bastante popular para o açúcar comum, é igualmente perigoso e seu uso deve ser evitado.

35. As crianças podem ingerir adoçantes?

Sim, as crianças podem consumir adoçantes, mas normalmente recomenda-se apenas para aquelas que realmente necessitem, como as diabéticas e, em algumas situações, as obesas (indicação médica).

Com relação às crianças com risco aumentado para a cárie, o melhor é controlar a freqüência de ingestão de açúcar e reforçar outros meios preventivos. O ideal é, desde cedo, habituar a criança ao sabor natural dos alimentos. Ao iniciar a alimentação sólida, acostume seu filho a sabores naturais e não adoçados.

36. Os selantes devem ser aplicados?

Sim, desde que tenham indicação precisa. Durante muito tempo a aplicação de selantes nas superfícies usadas para mastigar (oclusais) foi considerada a única maneira de prevenir cárie nesses locais. Estudos recentes mostram que a colocação de selante não pode ser procedimento de rotina a ser aplicado em todas as pessoas. O profissional deve decidir, frente a cada caso, se é necessária e benéfica a colocação deste material. Para tal, deve-se levar em conta fatores como forma do dente, idade do paciente e risco do dente e do indivíduo à cárie. Vale a pena lembrar que o selante, quando permanece firmemente aderido ao dente, só beneficia as superfícies usadas para mastigar. Portanto, sua utilização não dispensa outras medidas preventivas, como o uso do flúor, a limpeza adequada dos dentes e a restrição do consumo de produtos açucarados. Discuta com seu dentista a necessidade de colocar ou não selantes.

37. Criança pode ter doenças da gengiva?

Sim, embora normalmente essas doenças sejam mais evidentes em adolescentes e adultos, crianças pequenas também podem apresentar inflamação na gengiva.

Como cuidar dos dentes do seu filho

38. De recém-nascido até o primeiro dente

▶ Como os primeiros dentes a nascer são os anteriores, não é difícil limpá-los ao mesmo tempo que se brinca com o bebê. A limpeza deve ser realizada todas as noites, com escova macia. Ainda que não seja a ideal, institui-se no bebê e nos pais o hábito da limpeza regular dos dentes.

- ▶ Durante a limpeza, a criança deve estar deitada e o adulto, sentado, de modo a poder afastar os lábios da criança e colocar as cerdas da escova entre a gengiva e o dente.
- ▶ Os cremes dentais especiais para bebês, com menos flúor, podem ser utilizados em pequena quantidade, correspondente ao tamanho de um grão de arroz. Esse cuidado é necessário porque a ingestão excessiva de flúor em crianças de pouca idade pode levar ao aparecimento de manchas nos dentes definitivos. O risco disso acontecer é maior até aproximadamente os 9 anos.
- ▶ O leite materno possui tudo que é preciso para o desenvolvimento da criança, inclusive açúcar em quantidade suficiente. A sucção dos seios é fundamental para criar hábitos corretos para engolir, além de prevenir o câncer de mama. Amamente seu filho no mínimo por 6 meses. Quando da introdução de água, chá ou outros líquidos, esses não devem ser adoçados.

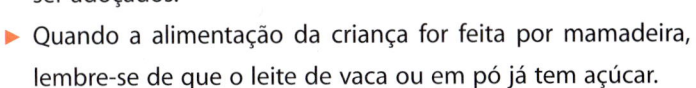

- ▶ Quando a alimentação da criança for feita por mamadeira, lembre-se de que o leite de vaca ou em pó já tem açúcar.
- ▶ Ao iniciar a alimentação sólida, acostume a criança a sabores naturais e não adocicados. Lembre-se de que mel e açúcar mascavo também podem provocar cárie.
- ▶ Não passe mel ou açúcar na chupeta.

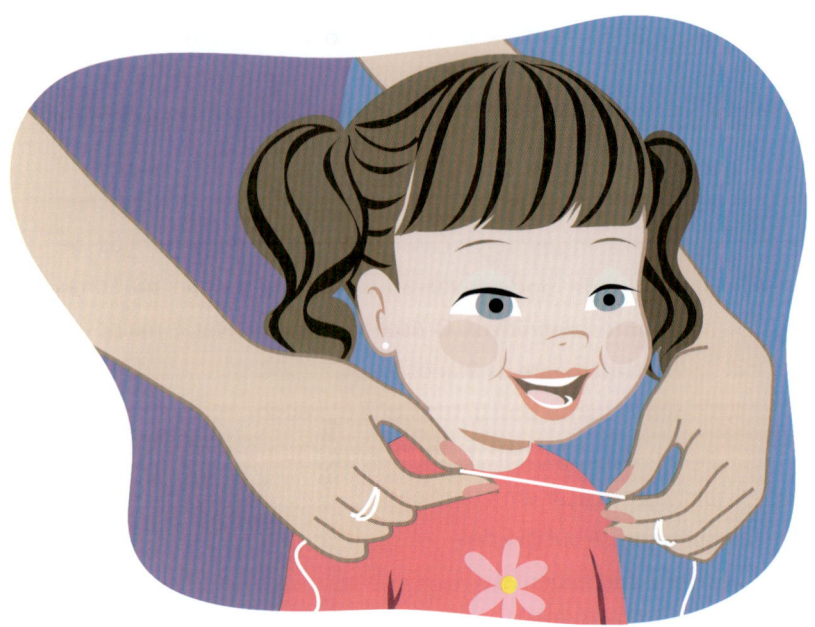

39. Do primeiro dente aos 2 anos
- ▶ Continue evitando dar alimentos açucarados e refrigerantes à criança.
- ▶ Continue a fazer a limpeza, todas as noites, com uma escova macia e assim que a criança tiver mais dentes, passe fio/fita dental entre eles.
- ▶ A mastigação de alimentos mais duros favorece o desenvolvimento correto dos maxilares e estimula a produção de saliva, que é a melhor defesa da boca.
- ▶ O aparecimento do primeiro dente é o momento oportuno para que os pais recebam a orientação do dentista sobre como manter a saúde bucal do filho.

40. Dos 2 aos 3 anos

▶ É nessa fase que a primeira dentição se completa. A limpeza dos dentes ainda deve ser feita por um adulto, de maneira mais completa, atingindo todos os lados de todos os dentes, principalmente à noite, antes da criança dormir.

▶ Comece a explicar porque em sua casa se evitam doces e refrigerantes: eles estragam os dentes, que podem doer e ficar feios, além de não fazerem bem à saúde. Caso seja difícil evitar o consumo desses produtos, deixe-os para o final de semana ou uma ocasião especial.

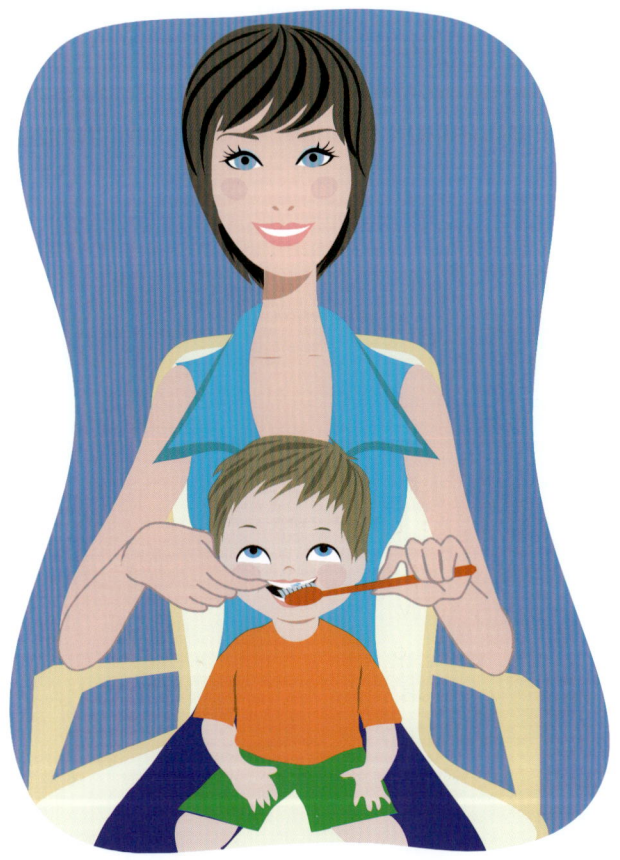

41. Dos 3 aos 5 anos
- ▶ Agora, a limpeza dos dentes da criança, feita à noite por um adulto, deve ser realizada regularmente com creme dental com flúor, usado em pouca quantidade e cuspido. A quantidade recomendada corresponde ao tamanho de um grão de arroz.
- ▶ Conte para seu filho que o flúor deixa os dentes mais fortes e saudáveis, voltando a explicar que os alimentos açucarados estragam os dentes.
- ▶ Nunca esqueça que, apesar dos dentes de leite serem substituídos, eles têm papel importante na formação da dentição definitiva.
- ▶ Nessa fase é conveniente realizar visitas regulares ao dentista com a finalidade de limpar os dentes da criança e aplicar flúor.

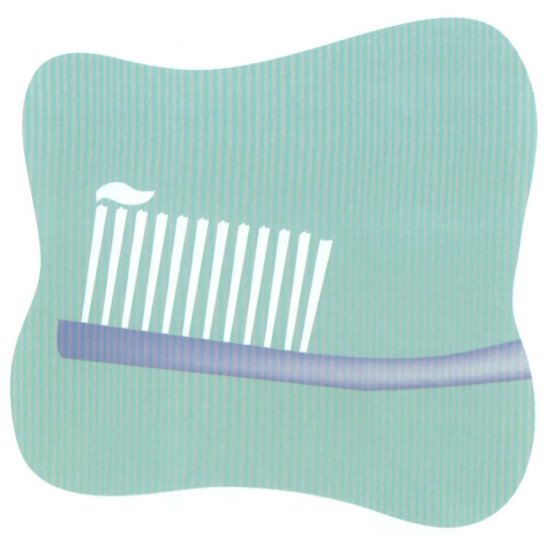

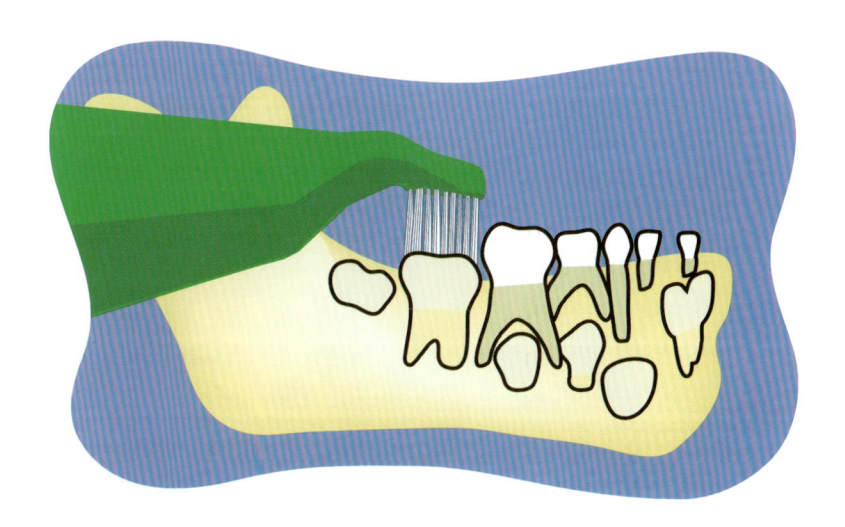

42. Dos 5 aos 6 anos

▶ É nesse período que surgem dois dentes em baixo (primeiros molares permanentes), atrás dos últimos dentes de leite, seguidos de mais dois de cima. Esses dentes devem ser limpos desde o momento em que aparecem na boca, pois o risco à cárie é maior durante seu nascimento. A limpeza deve começar por eles, sem esquecer o creme dental com flúor e o uso de fio/fita dental. A criança nessa idade ainda não tem habilidade manual para fazer a limpeza sozinha, sem ajuda de um adulto. Devido ao maior risco à cárie nessa fase, recomenda-se que seja feita duas vezes ao dia, de manhã e antes de dormir.

▶ Durante o período em que esses dentes estão nascendo, sua limpeza é mais difícil. Para facilitar, os pais devem afastar bem a bochecha e colocar a escova como mostra a figura acima.

▶ Limpeza e aplicação de flúor feitas por um profissional, nos primeiros dentes permanentes, aumentam sua resistência à cárie.

43. Dos 6 aos 12 anos

▶ Nessa fase, a criança tem dentição mista, com dentes de leite e permanentes. É o momento em que os pais devem treinar os filhos a usarem a escova, fio/fita dental e o creme dental com flúor. Por volta dos 8 anos de idade, a escovação deve ser apenas supervisionada por um adulto, e a partir daí a criança pode ser treinada a utilizar fio/fita dental.

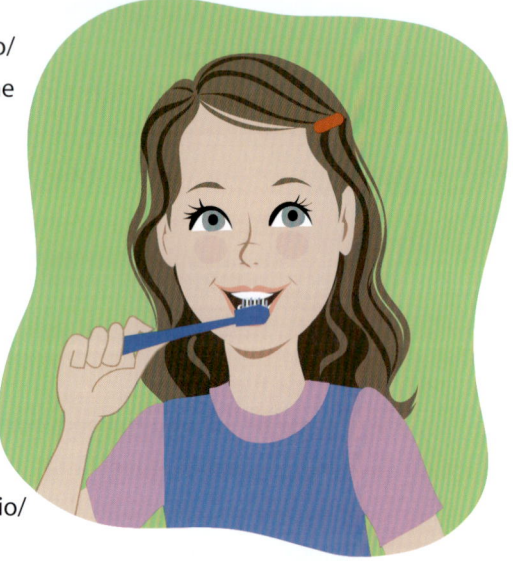

▶ Quanto maior a freqüência das sessões de manutenção de saúde no dentista, maior será a garantia de manter os dentes sadios. Durante as visitas, a boca será examinada para detecção das doenças ainda no seu início. O ensinamento para o autodiagnóstico de cárie e inflamação da gengiva, treinamento em higiene bucal, limpeza e aplicação de flúor serão também realizados.

▶ A criança começa a freqüentar a escola – como estas normalmente têm cantina, aumenta a oferta de doces e refrigerantes. Atenção para que todo o trabalho e orientação feitos até agora não se percam.

▶ É principalmente nessa idade que surge a gengivite. O sangramento da gengiva é sinal da doença e reflete a limpeza inadequada do lugar que sangra.

44. Dos 13 anos em diante

A dentição permanente está quase completa, só faltam os dentes do siso, que nascem entre 16 e 18 anos. Se seu filho chegou até aqui com o mínimo de cárie e sem doenças da gengiva, é sinal de que poderá continuar assim por toda a vida. Para tanto é só seguir os três princípios básicos da promoção de saúde bucal:

▶ Limpeza diária dos dentes com fio/fita dental, escova macia e creme dental com flúor.

▶ Restrição do consumo de açúcar, incluindo doces e refrigerantes, evitando ingeri-los entre as refeições, principalmente aqueles que grudam nos dentes.

▶ Limpeza e aplicação de flúor pelo dentista, 3 a 4 vezes por ano. Essa é a freqüência mais usual, porém seu dentista é quem vai avaliar qual o melhor intervalo para as visitas de manutenção de saúde.

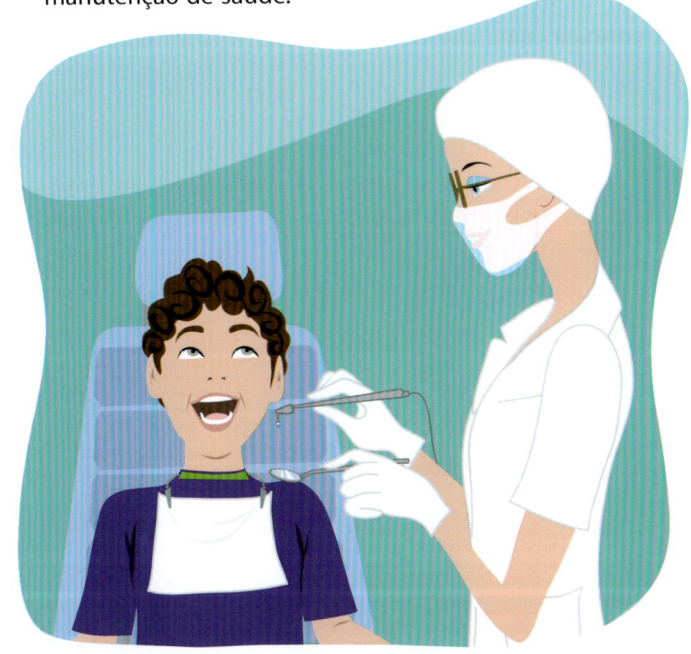

A vilã dos dentes – A placa bacteriana

45. O que é placa bacteriana?

É uma massa de bactérias, branca, mole e aderente que se forma continuamente na superfície dos dentes. É a causa principal da cárie e das doenças da gengiva. As bactérias da placa produzem os ácidos que provocam cárie e substâncias tóxicas que levam à inflamação da gengiva.

46. Como posso reconhecer a placa bacteriana?

Placa não é fácil de ser vista, mas pode ser "corada" com substâncias chamadas de "evidenciadores de placa", encontradas sob a forma de líquido ou de pastilhas, que mostrarão claramente onde a placa está localizada no seu dente. Pergunte ao seu dentista: ele lhe indicará um produto para esse fim e ensinará como usá-lo.

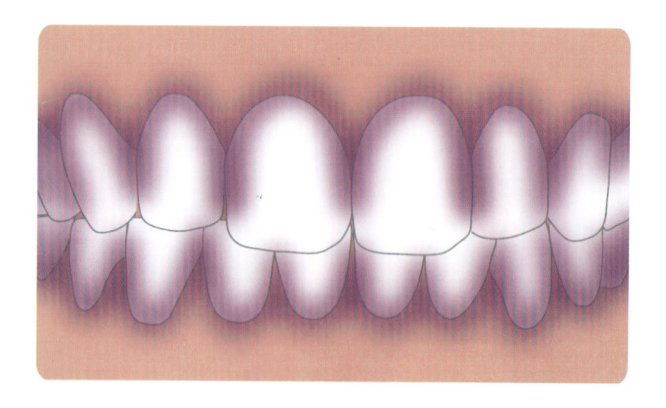

47. Como remover a placa bacteriana?

Ela só pode ser removida com a limpeza adequada dos dentes (escovação e uso de fio/fita dental diariamente). Quando a placa fica por algum tempo no dente, pode sofrer um processo de "endurecimento", ou de calcificação, recebendo o nome de cálculo ou tártaro. Só o profissional poderá remover o tártaro, que é nocivo, pois facilita a adesão de novas bactérias ao dente, aumentando a chance de inflamação da gengiva.

48. Alimentos duros e fibrosos limpam os dentes?

Não. Comer frutas e verduras e outros alimentos ricos em fibras é um hábito saudável e altamente recomendável, mas a mastigação desses alimentos não limpa os dentes.

É importante lembrar que a placa bacteriana não é resto de alimento, e devido à forte adesão das bactérias ao dente não pode ser eliminada pela mastigação de alimentos duros ou fibrosos, nem por bochechos com água.

As doenças mais comuns

49. Quais são as principais doenças que afetam os dentes?

As doenças mais comuns são a cárie e as doenças da gengiva que, por serem doenças infecciosas, podem provocar desconforto físico e emocional, além de prejuízos consideráveis à saúde geral, atuando como focos permanentes de infecção. Essas duas doenças são responsáveis por 90% da perda de dentes.

50. O que é a cárie dentária?

A cárie dentária é uma doença infecciosa, que leva à destruição dos tecidos duros do dente. Sempre que comemos produtos açucarados, as bactérias da placa imediatamente consomem os açúcares e produzem fortes ácidos dissolvendo o esmalte do dente. A área onde o esmalte foi atacado (descalcificado) é chamada "lesão de cárie", nesse momento conhecida como cárie inicial ou mancha branca. Essa "mancha branca" poderá parar de crescer ou não:

- Na ausência de açúcar, com a ajuda do flúor e a limpeza do dente, ocorrerão períodos de remineralização, com a volta à superfície do dente de parte dos minerais perdidos. Nesse caso, a lesão estacionará e o dente será considerado sadio, sem cárie.
- Se a presença de fortes ácidos for muito freqüente (chupar muitas balas ou tomar vários cafezinhos adoçados por dia), e se a limpeza dos dentes não for adequada, a "mancha branca" pode evoluir até a formação de uma cavidade.

A maioria das pessoas pensa que cárie é apenas um buraco que se forma na superfície dos dentes. Mas não é. O "buraco" é o estágio final da doença cárie. O uso comum da palavra cárie dentária indica a doença assim como seu sinal, a lesão de cárie. É importante considerar que os sinais da cárie cobrem um grande número de alterações, desde pequenas perdas de minerais visíveis apenas ao microscópio, passando pela "mancha branca", pela cavidade, até a destruição total do dente.

acúmulo de placa + açúcar

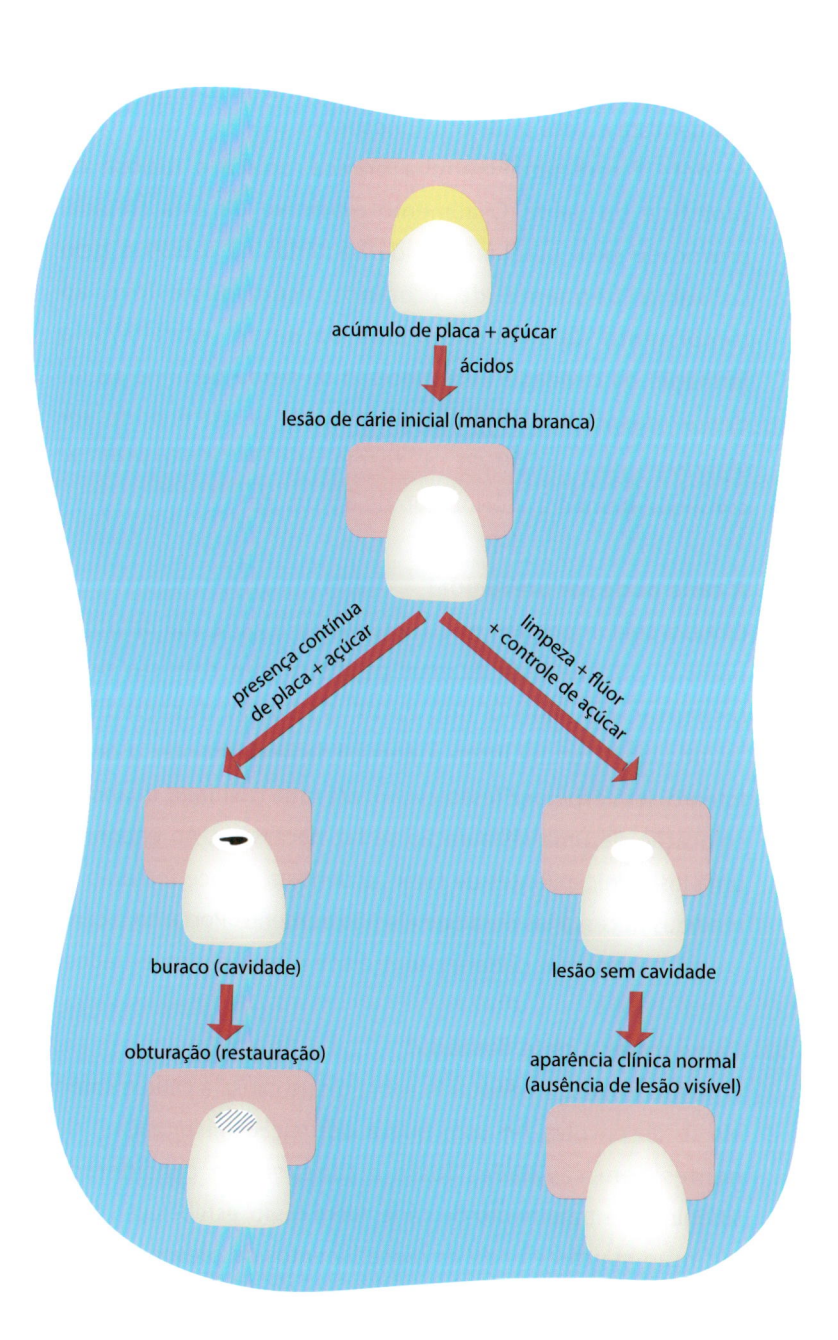

ácidos

lesão de cárie inicial (mancha branca)

presença contínua de placa + açúcar

limpeza + flúor + controle de açúcar

buraco (cavidade)

lesão sem cavidade

obturação (restauração)

aparência clínica normal (ausência de lesão visível)

51. Como saber se tenho cárie?

Seu dentista e você podem diagnosticar a chamada cárie inicial ao detectarem uma mancha branca, opaca e rugosa na superfície do dente. O aumento gradativo da área afetada, provocado pela permanência de bactérias na região e pelo consumo freqüente de produtos açucarados, leva ao rompimento da camada externa do dente (esmalte) e à formação da cavidade. Esse processo de perda de minerais do dente (desmineralização) é geralmente lento e pode ser interrompido, evitando a formação de cavidades e, conseqüentemente, a colocação de obturações.

52. A cárie pode ser prevenida?

Embora seja impossível evitar totalmente a cárie, sua detecção precoce por meio de exames periódicos no dentista pode dispensar, na maioria dos casos, o uso do desagradável "motorzinho". Tem-se assim a possibilidade de manter o dente íntegro, sem esperar a lesão evoluir até uma cavidade, quando a colocação de uma restauração se faz necessária. Ao encontrar uma lesão inicial (antes de furar), o dentista e você tomarão as medidas necessárias para que ela não aumente. Portanto, a cárie é uma doença que pode ser controlada e seus danos, evitados.

53. Como tratar a cárie dentária?

O conhecimento inadequado sobre o que causa a cárie e como ela se desenvolve fez com que a obturação (restauração) de dentes com cavidades fosse erroneamente considerada sinônimo de tratamento de cárie. Além disso, estabeleceu uma distinção marcante entre os procedimentos de prevenção e de tratamento dessa doença.

Ainda hoje, quando se fala em prevenção, pensa-se logo em uso de flúor, diminuição do consumo de produtos açucarados e limpeza dos dentes. Por outro lado, tratamento é quase sempre vinculado a procedimentos operatórios (remoção da porção cariada do dente e obturação).

Essa distinção errônea se origina do conceito antigo de que ou se tem um dente sadio ou um dente que "de repente" se tornou cariado; como se o "buraco" da cárie aparecesse de um dia para outro. Na verdade, existem etapas intermediárias nesse processo, permitindo que a doença cárie seja "paralisada" ou "estacionada" antes que a cavitação ocorra, evitando assim as obturações. Isso porque, quando uma "mancha branca" é encontrada, a limpeza e aplicação de flúor nessa área, em conjunto com a diminuição do consumo de produtos com açúcar, evitarão que ela vire um "buraco".

Nessa nova visão, a maior parte dos tratamentos classicamente tidos como preventivos são procedimentos reais de tratamento da cárie. Assim, a utilização de flúor, a limpeza adequada dos dentes e a restrição do consumo de açúcar – procedimentos que interferem com o início e desenvolvimento da lesão de cárie, impedindo que uma lesão inicial progrida até o estágio de cavitação – não são apenas parte integrante da prevenção, mas também do tratamento da cárie. Todas essas medidas são de tratamento e prevenção, pois tratamento de cárie é o conjunto de medidas que tomamos para diminuir a atividade de cárie do paciente.

54. A cárie é uma doença contagiosa?

Sim. A cárie é uma doença infecciosa e transmissível.

Não são todas as bactérias da placa bacteriana que causam a cárie. Algumas estão mais relacionadas com a doença do que outras, sendo que as do grupo chamado *mutans* são responsáveis pelo início e desenvolvimento da lesão de cárie. Por ser uma espécie muito variada de bactérias, dificilmente poderá ser combatida com vacinas.

Essas bactérias são geralmente transmitidas ao bebê pela saliva da mãe, e só se fixam na boca do bebê após o nascimento dos primeiros dentes, sendo que o maior perigo de contágio se dá entre os 19 e os 31 meses de idade.

É recomendável que a colher ou chupeta que será usada pela criança não seja lambida pela mãe, evitando o contágio da doença cárie. É comum a mãe testar a temperatura da comida do filho levando à boca a mesma colher que o alimenta, hábito que pode levar o bebê a ter cárie, se a mãe possuir na saliva altos níveis da bactéria responsável pela doença. Uma pequena colher de chá contaminada por uma pessoa altamente infectada pelas bactérias da cárie pode abrigar milhares desses microrganismos.

Além da mãe, outros adultos podem também ser fonte de contaminação, que ocorre através de gotículas de saliva passadas para o bebê. O *mutans* se transmite também quando o adulto ou uma criança mais velha fala muito perto ou beija a boca do bebê. Note que a possibilidade de transmissão de cárie entre adultos, por exemplo por meio de um beijo, é infinitamente menor que a chance de contágio entre um adulto e um bebê.

O nível de infecção de *mutans* na mãe pode ser controlado durante a gestação e resulta em menos cárie na criança. Pergunte ao seu dentista como isso pode ser feito.

55. O que são doenças da gengiva?

A placa bacteriana que se deposita entre a gengiva e os dentes produz subprodutos que agridem a gengiva, fazendo com que ela fique mais avermelhada e sangre com facilidade.

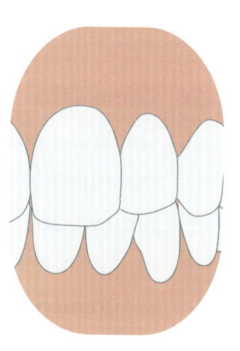

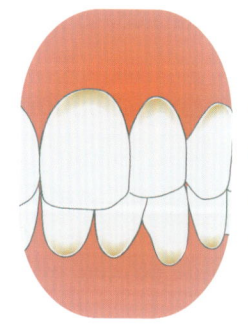

Essa doença é chamada de gengivite. Nessa fase, a remoção da placa conduz à cura da inflamação, tornando a gengiva saudável novamente.

A permanência da placa leva, na maioria das vezes, à sua calcificação, formando o tártaro ou cálculo. Como a superfície do tártaro ou cálculo é muito rugosa e porosa, constitui ambiente perfeito para a retenção de mais placa, que agride ainda mais a gengiva. Se não detectada e tratada, a gengivite pode evoluir para um estágio no qual ocorre o surgimento de "bolsas" entre o dente e a gengiva. Conforme estas bolsas se aprofundam, a placa pode alcançar os tecidos e o osso que suportam os dentes. O osso pode, eventualmente, ser destruído, causando mobilidade e possível perda dos dentes. Essa doença mais avançada é chamada de periodontite.

56. Como saber se minha gengiva está doente?

Qualquer ponto da gengiva que sangre durante a limpeza, mastigação ou espontaneamente é sinal de doença. Não é natural que a gengiva sangre. Limpe com mais atenção e cuidado esses pontos, ainda que sangrem. Ocorrendo sangramento após 3 dias de limpeza mais adequada, saiba que a doença é mais grave, e só um dentista poderá ajudá-lo. Além disso, verifique se sua gengiva está:

- inchada.
- mais avermelhada.
- sensível quando você limpa os dentes.

E ainda se:

- alguns dos seus dentes estão mudando de posição, estão com mobilidade ou mais separados.
- houve mudança na maneira como seus dentes se ajustam quando você mastiga.
- você tem mau hálito persistente ou gosto ruim na boca.

57. As doenças da gengiva podem ser prevenidas?

Sim. A prevenção e o tratamento dessas doenças são responsabilidade do paciente, juntamente com o profissional. O seu dentista pode ajudá-lo a manter boa higiene bucal, motivando-o e treinando-o para a remoção correta da placa, verificando periodicamente a qualidade de sua limpeza e fazendo limpeza profissional dos seus dentes em intervalos determinados de acordo com sua necessidade. A você cabe limpar adequadamente os dentes, mantendo assim saúde gengival.

58. As doenças da gengiva têm cura?
Sim, e quanto mais cedo forem detectadas e tratadas, maior a possibilidade de cura. O importante é que, após o diagnóstico e tratamento, a saúde gengival seja mantida, não só por meio dos cuidados de limpeza (em casa), mas por retornos periódicos ao dentista, para avaliação e limpeza das áreas que você tem maior dificuldade em manter limpas.

59. As doenças da gengiva são contagiosas?
Sim, pois as principais bactérias causadoras das doenças da gengiva podem ser transmitidas de pais para filho ou entre adultos. A saliva é o veículo de transmissão dessas bactérias. Contudo, nem sempre a contaminação por esses microrganismos resulta na colonização de quem as recebe. Muitas vezes, mesmo infectada por bactérias específicas, a pessoa pode não desenvolver doenças da gengiva, graças a sua defesa orgânica e a outros mecanismos.

60. Cirurgia é o único tratamento para doenças da gengiva?
Não. A cirurgia só é necessária em casos mais graves da doença. Após avaliar sua saúde gengival, seu dentista poderá esclarecê-lo sobre o tipo de doença presente e o tratamento adequado.

Para ter uma boca saudável

A limpeza dos dentes

61. O objetivo principal da limpeza dos dentes é a remoção dos restos de alimentos ?

Não, embora o uso da escova e de fio/fita dental remova restos de alimentos, o objetivo principal da limpeza é remover a placa bacteriana. As bactérias dessa placa, quando na presença de açúcar, formam ácidos que atacam o esmalte do dente, dando início ao processo da cárie. A placa também é a causa principal das doenças da gengiva. Além disso, a escovação com creme dental é uma ótima maneira de fazer aplicação de flúor em casa.

62. O que devo usar para limpar os dentes?

A maioria das pessoas associa limpar bem os dentes com escovar várias vezes ao dia. Saiba que a escovação freqüente não é sinônimo de limpeza, nem evita, por si só, a perda de dentes. Mais importante do que a freqüência é a qualidade da limpeza.

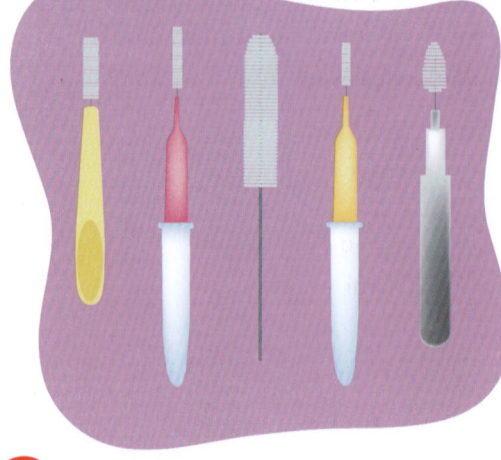

A escova tradicional, quando bem utilizada, pode fazer somente 50% da limpeza, pois limpa apenas os lados de dentro e de fora dos dentes e um pouco das superfícies usadas para mastigar os alimentos. A escova tradicional não limpa entre os dentes, região onde os problemas de gengiva geralmente são mais graves e as cáries, mais profundas. Para limpar entre os dentes deve-se usar fio/fita dental ou escovas desenhadas especialmente para esse fim (escovas interdentais). Peça orientação ao seu dentista sobre qual o melhor instrumento de limpeza para o seu caso. Além disso, a utilização de creme dental com flúor, em pequena quantidade, aumenta a proteção contra a cárie.

63. O fio/fita dental deve ser passado antes ou depois de escovar os dentes?

Tanto faz, desde que seu uso seja feito de forma adequada, visando remover a placa bacteriana e não apenas restos de alimentos. No entanto, é mais indicado passar fio/fita dental em primeiro lugar porque, enquanto para a maioria das pessoas usar fio/fita dental adequadamente é um hábito novo, escovar os dentes é um hábito estabelecido desde a infância.

Sabe-se que uma boa maneira de estabelecer novos hábitos é associá-los a hábitos antigos, uma vez que a chance de se esquecer o hábito antigo é mínima. Portanto, o risco de deixar de escovar os dentes é muito pequeno, ainda que a escovação fique para o final da limpeza, depois de usar fio/fita dental.

Usar corretamente fio/fita dental não é tarefa fácil. O passador de fio dental é útil na execução da limpeza entre os dentes, especialmente por crianças e adolescentes.

64. Existe alguma diferença entre os vários tipos de fio dental ou entre fio e fita dental?

Não, não existe nenhuma diferença entre os diversos tipos de fio dental nem entre o fio e a fita dental com relação à capacidade de limpeza (remoção de placa bacteriana). Use o produto que lhe proporcionar maior conforto e segurança.

65. O uso de fio/fita dental pode arrancar obturações?

Não, se as obturações forem feitas corretamente. E é exatamente onde existem obturações que as bactérias grudam mais. Portanto, use fio/fita dental nesses locais.

66. Como usar fio/fita dental?

O fio/fita dental é util para remover a placa bacteriana que se deposita entre os dentes, onde as cerdas da escova tradicional não alcançam, e não apenas restos de alimentos. A limpeza entre os dentes é de grande importância, pois é nessa região que geralmente a cárie e as doenças da gengiva são mais graves.

► Retire cerca de 30 cm de fio/fita dental. Enrole a maior parte no dedo médio de uma das mãos, e somente alguns centímetros em volta do dedo médio da outra mão.

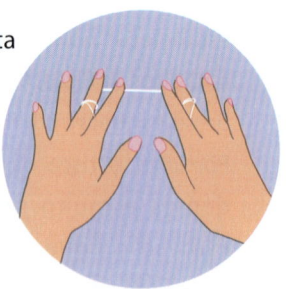

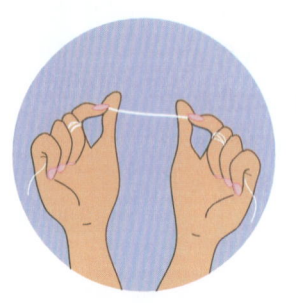

► Prenda o fio/fita esticado entre o polegar e o indicador, mantendo um pequeno espaço entre eles (aproximadamente 3 cm).

▶ Deslize suavemente o fio/fita entre os dentes, começando, por exemplo, pelo último dente de baixo, do lado direito, até chegar ao último dente de baixo, do lado esquerdo. Faça o mesmo nos dentes de cima.

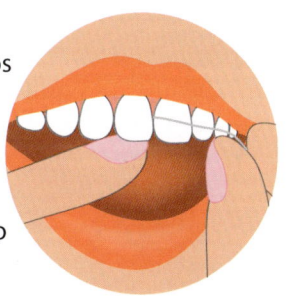

▶ Curve o fio/fita formando um "C" sobre a superfície de cada dente e deslize entre o dente e a gengiva, pressionando o fio/fita contra o dente, subindo e descendo de 8 a 10 vezes em cada lado de cada dente.

▶ Apesar da dificuldade, não se esqueça dos dentes de trás, pois esses são os dentes com maior risco à cárie e doenças da gengiva – o melhor é iniciar por eles.

67. É preciso escovar os dentes após cada refeição?

Não, essa recomendação se baseava na suposição errônea de que restos de alimentos causavam cárie. Hoje se sabe que as bactérias da placa são as responsáveis pelo início e desenvolvimento dessa doença, e que a limpeza adequada dos dentes, realizada 1 a 2 vezes por dia, é suficiente para manter a saúde dos dentes e da gengiva, quando associada a outras medidas preventivas. Contudo, escovar os dentes depois de comer proporciona bem-estar e prazer. Continue a fazê-lo, só não confunda essa limpeza rápida com aquela meticulosa, cujo objetivo é a remoção da placa bacteriana e manutenção de sua saúde bucal. Seu dentista pode orientá-lo sobre como e quando é melhor limpar seus dentes.

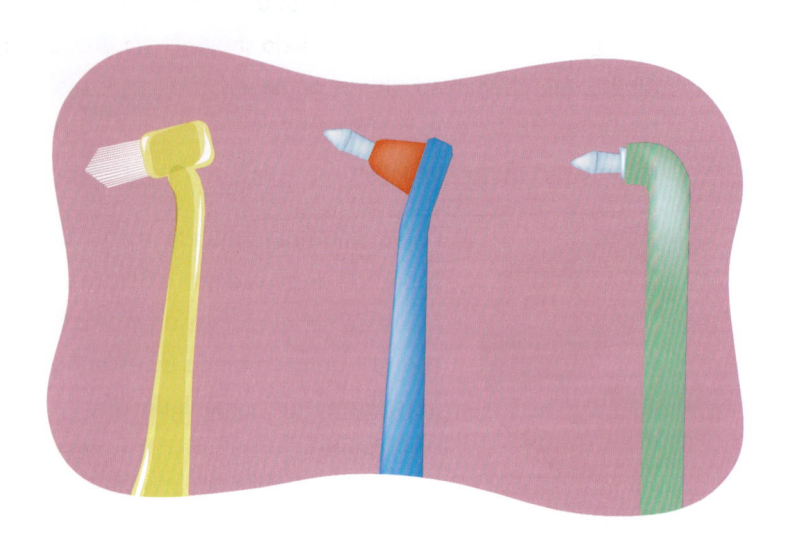

68. Qual é o melhor tipo de escova?

Não existe uma escova que seja a melhor. A capacidade de limpeza dos diferentes tipos de escovas é a mesma. O importante é usar uma que não machuque a gengiva nem desgaste os dentes, e cujo tamanho permita o acesso às diferentes áreas da boca. As escovas de cabeça pequena e cerdas macias ou extra-macias são, portanto, as mais indicadas. Para áreas difíceis de serem atingidas pela escova tradicional, tais como os lados de fora dos últimos dentes de cima e os lados de dentro dos últimos dentes de baixo, recomenda-se a escova unitufo. Esse tipo de escova também é bastante útil na limpeza de dentes que ainda estão "nascendo".

69. Qual é a melhor maneira de escovar os dentes?

A escovação correta e detalhada é fundamental para manter um sorriso bonito e saudável. Pergunte ao seu dentista qual é, para você, a maneira mais indicada. Saiba que não existe uma técnica que seja a melhor – o importante é escovar de um jeito que não machuque a gengiva nem provoque desgaste nos dentes e que remova, de forma eficiente, as bactérias.

As seguintes superfícies devem ser limpas com a escova:

▶ aquelas que mastigam os alimentos.
▶ as do lado da bochecha (externas).
▶ as do lado da língua (internas).

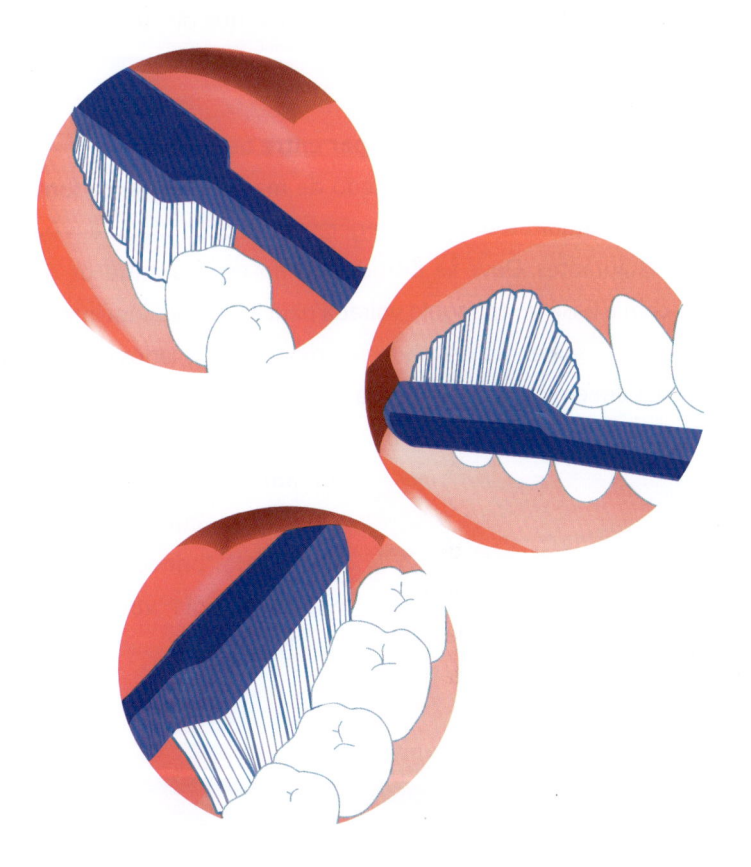

70. Qual a freqüência com que a escova deve ser trocada?

Estima-se que em média a escova deva ser substituída a cada 3 meses, mas como seu desgaste varia de pessoa para pessoa, o período de troca deve ser determinado individualmente. Troque de escova sempre que as cerdas perderem a forma original.

71. Posso usar escova elétrica?

Sim. As escovas elétricas são tão eficazes quanto as tradicionais. Por serem uma novidade, podem funcionar como estímulo para caprichar mais na limpeza. Elas são particularmente úteis para portadores de deficiências ou doenças que dificultem o uso das mãos.

72. Posso usar palito para limpar entre os dentes?

Sim, desde que confeccionado de madeira macia, na forma de um triângulo, e não aquele geralmente encontrado em bares e restaurantes. Deve-se introduzi-lo no espaço entre os dentes, com a base do triângulo voltada para a gengiva. Movimentos de vaivém são então realizados, de modo que os lados do triângulo fiquem em contato com cada lado dos dentes. Infelizmente, esse produto ainda não se encontra disponível no mercado brasileiro. Não use o palito para "cutucar" a gengiva, nem fique "brincando" com ele na boca, pois você pode se machucar.

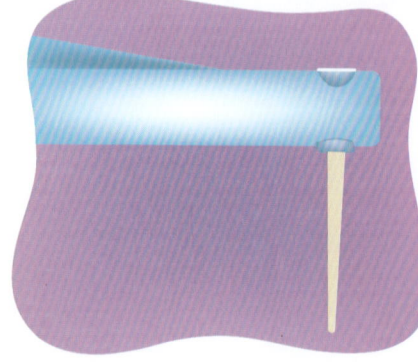

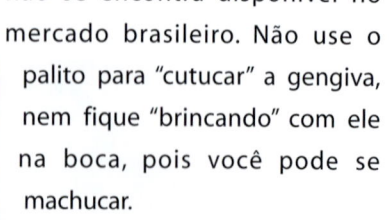

73. Os aparelhos com jatos de água de uso doméstico limpam os dentes?

Não, eles apenas removem restos de alimentos. Como não são capazes de remover as bactérias da placa bacteriana, firmemente aderidas nos dentes, não substituem a limpeza com escova e fio/fita dental. No caso da utilização desses aparelhos em casa, tome cuidado para não machucar a gengiva – ajuste a intensidade do jato de água a ser empregado. Discuta com seu dentista a necessidade ou não de usar esses aparelhos.

74. Devo usar soluções para bochecho?

Soluções para bochecho podem temporariamente refrescar ou adoçar sua boca, contudo não removem placa bacteriana. Algumas, contendo antibacterianos, podem evitar que novas bactérias grudem nos dentes e seu uso tem indicações específicas. Portanto, não devem ser utilizadas a longo prazo, mas apenas em situações nas quais você está temporariamente impedido de limpar os dentes. Não use soluções para bochecho por períodos prolongados, com a finalidade de aliviar a dor ou outros sintomas das doenças bucais. Mau hálito pode ser sinal de má higiene bucal ou de problemas em outros órgãos do corpo. Não mascare os sinais de que alguma coisa não vai bem usando um bochecho. Nesses casos, consulte seu dentista e use esse produto apenas quando prescrito por ele. Saiba também que no mercado existem inúmeros bochechos contendo flúor, que, quando usados regularmente, podem auxiliar na prevenção e no controle da cárie.

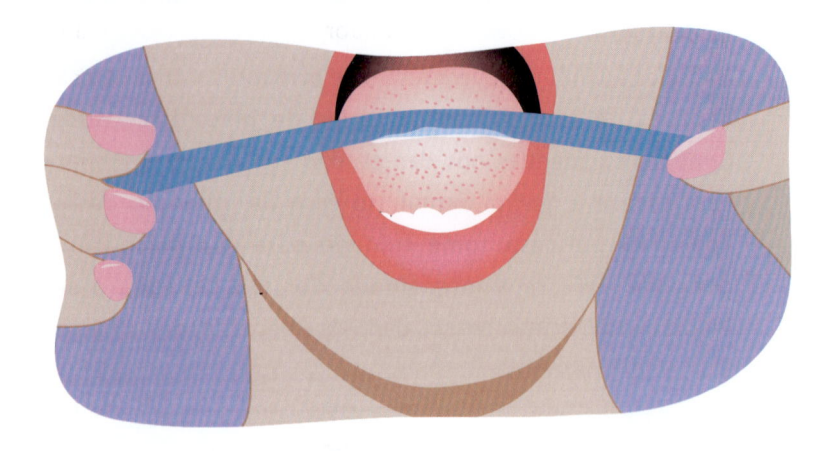

75. Devo limpar a língua?

Sim, a língua deve também ser incluída nos procedimentos de higiene bucal, já que armazena grande número de bactérias. Esse procedimento é de particular importância para pacientes com alto risco à cárie e para portadores de doenças da gengiva ou de mau hálito. Existe no mercado um instrumento para este fim, o raspador de língua, mas se preferir pode usar a escova, desde que com cuidado para não se machucar.

Flúor – Um importante aliado contra a cárie

76. O que é o flúor?

O flúor é um elemento químico que existe naturalmente, em concentrações variadas, na água que bebemos, pois está presente nas rochas e no solo por onde ela passa. Sua concentração na água depende do tipo de solo. É também encontrado em pequenas concentrações no ar e em diversos alimentos, tais como os derivados do leite, legumes, vegetais e frutas.

77. Como o flúor exerce seu efeito anticárie?

Antigamente, pensava-se que o flúor ingerido antes dos dentes nascerem (sistêmico) era responsável pelo seu efeito anticárie, dando origem a um dente mais duro, portanto mais resistente. Sabe-se hoje que isso não é verdade. O importante é ter flúor disponível na boca durante e após os dentes terem nascido (tópico), pois quando o dente sofre um ataque por ácidos, o flúor pode diminuir sua dissolução.

Qualquer que seja o modo de utilização (sistêmico, por meio da água de abastecimento público ou de gotas/comprimidos, ou tópico, através do uso de cremes dentais, bochechos ou aplicação pelo dentista), o flúor age sempre topicamente, isto é, quando está presente na superfície do dente (na placa bacteriana ou saliva).

Após a utilização de produtos fluoretados, pequenos reservatórios de flúor, sob a forma de fluoreto de cálcio formam-se na placa bacteriana e na superfície dos dentes, e são responsáveis pelo efeito anticárie do flúor. Durante o consumo de produtos açucarados, os ácidos produzidos pelas bactérias fazem cair o pH da placa bacteriana grudada no dente, provocando a saída de minerais. Simultaneamente, o flúor desses depósitos é lentamente liberado – sua presença torna o mineral mais resistente aos ataques ácidos, diminuindo a dissolução do dente, e portanto interferindo positivamente no processo da cárie. Os depósitos de flúor, porém, esgotam-se, e sua renovação regular é fundamental para a proteção contra a cárie. Por isso, é necessário utilizar flúor diariamente, em cremes dentais e/ou bochechos, e aplicá-lo no dentista, de acordo com sua necessidade.

Contudo, mesmo usando flúor de forma correta, se os ataques ácidos forem muito freqüentes – eles ocorrem sempre que comemos alimentos com açúcar – a cárie será praticamente inevitável.

78. **O flúor beneficia só as crianças?**
Produtos à base de flúor têm efeito anticárie importante tanto em adultos como em crianças.

79. **É bom ter flúor na água de abastecimento público?**
Sim. A maneira mais democrática e abrangente de usar o flúor é pela fluoretação das águas de abastecimento público, que atingem todas as pessoas com acesso à água tratada, não exigindo nenhum esforço para obter os benefícios na redução de cárie. Como nesse caso o flúor é ingerido, o método foi classificado como sistêmico durante muitos anos. Hoje, sabe-se que esse flúor ingerido tem influência limitada, se tiver alguma, no aumento da resistência do dente. Portanto, ao se usar água fluoretada, o efeito anticárie obtido ocorre quando a água passa pela boca, lavando o dente e deixando o flúor sobre ele e na saliva. O importante é ter flúor sempre presente na boca, em pequenas quantidades, para que ele possa agir. Mesmo o flúor tomado com intenção sistêmica, caso da água fluoretada, tem efeito tópico.

Muitos países, como o Brasil, adicionam flúor à água de abastecimento público para que a quantidade de flúor atinja os níveis desejáveis para a prevenção de cárie. Com isso não se está adicionando algo estranho, mas apenas acertando o nível desse elemento, para que esteja presente em concentrações capazes de controlar a cárie. O flúor na água de abastecimento público, obedecendo às recomendações da Organização Mundial de Saúde, pode reduzir o número de cáries em até 50%. Procure saber se a água de abastecimento público de sua cidade é fluoretada, pois nem todas as cidades do Brasil oferecem esse benefício.

80. Existem outras maneiras de usar flúor?

Sim, além desse método coletivo, existem outros. Todos os métodos têm a mesma eficiência. A escolha de um deles depende exclusivamente da facilidade de uso. A melhor maneira é aquela que você poderá repetir todos os dias, com regularidade. A escolha poderá ser entre o flúor do creme dental, das soluções para bochecho ou das aplicações feitas pelo profissional. Seu dentista poderá ajudá-lo a escolher o que é melhor para você, incluindo a combinação de mais de um método.

81. As aplicações de flúor feitas pelo dentista são recomendáveis?

Sim, porque além de repor o estoque de flúor da superfície dos dentes, durante a visita o profissional limpará os dentes, além de verificar sua condição de saúde bucal e a maneira como você está se cuidando em casa. Sempre que necessário ele o reorientará com relação à limpeza e sobre outros aspectos importantes para a manutenção de sua saúde bucal.

82. O uso de flúor prevenirá todas as cáries?

Não. O flúor, por si só, não elimina totalmente a doença cárie, mas reduz muito sua velocidade de progressão. Isso quer dizer que se você comer muito açúcar e não limpar bem os dentes poderá ter cárie, mesmo usando flúor.

Comer menos açúcar é fundamental para a prevenção da cárie

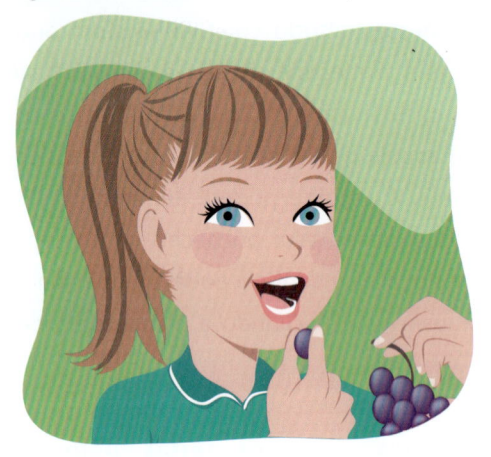

83. Como os açúcares fazem mal aos dentes?

Os açúcares contidos em balas, gomas de mascar, refrigerantes e outros produtos açucarados, assim como em produtos que ignoramos conter açúcar (catchup, mostarda, salgadinhos, pães e outros) são altamente prejudiciais aos dentes.

Todos nós temos bactérias grudadas nos dentes, em maior ou menor quantidade, o tempo todo, constituindo a placa bacteriana. Algumas dessas bactérias da placa são especialistas em usar o açúcar que ingerimos para fazer ácidos. Esses ácidos dissolvem o dente cada vez que são produzidos, até formar uma cárie. No início, essa cárie pode ser visualizada como uma mancha branca, opaca e rugosa. Se os ataques ácidos persistirem, ela evolui até se formar uma cavidade.

O risco de o açúcar causar cárie é maior se ele for consumido entre as refeições e sob a forma de produtos que grudam nos dentes, pois esses alimentos aumentam o tempo de permanência do açúcar na boca, permitindo uma produção mais prolongada de ácidos pelas bactérias, o que levará a maior descalcificação do dente. O açúcar mais consumido em nosso dia-a-dia, a sacarose, é o alimento principal das bactérias que provocam cárie, e existe em alimentos industrializados como balas, chicletes, refrigerantes, bolachas, salgadinhos, e em remédios.

84. Como controlar a dieta para ajudar na prevenção da cárie em crianças?

- Açúcares não devem ser adicionados ao leite da mamadeira.
- Líquidos açucarados (refrigerantes, chás e sucos de frutas) não devem ser administrados em mamadeiras.
- Chupetas não devem ser embebidas em açúcar, mel ou bebidas açucaradas.
- Diminuir ao máximo a freqüência de ingestão de produtos com açúcar, principalmente entre as refeições, pois é justamente nos intervalos entre as refeições que o dente tem condições de se recuperar dos ataques ácidos que ocorrem quando ingerimos açúcar. Comer alimentos açucarados nesses períodos aumenta o risco de ocorrer cárie, pois formam-se ácidos cada vez que colocamos na boca esse tipo de alimento.
- Evitar guloseimas que grudam nos dentes.
- Adoçantes artificiais não devem ser adicionados à alimentação de crianças pequenas, sem prévia consulta ao pediatra.
- Medicamentos à base de xarope açucarado, principalmente quando usados a longo prazo, devem ser substituídos por medicamentos sem açúcar, ou serem administrados logo após as refeições, longe do horário de dormir.
- A criança deve, desde cedo, ser conscientizada da importância de uma dieta adequada para uma boa nutrição, e do peso que esses fatores têm não só na saúde dos dentes mas também na saúde geral.

85. **Para adultos, quais são as recomendações para a dieta em relação à prevenção da cárie?**
    ▶ O consumo de sacarose deve ser reduzido, substituído por frutas frescas, vegetais e alimentos à base de amido.
    ▶ Quando utilizados, alimentos açucarados devem ser ingeridos às refeições, e não nos intervalos das mesmas.
    ▶ O uso dos adoçantes deve ser moderado, em substituição a alimentos açucarados consumidos freqüentemente, em pequenas quantidades. Deve-se escolher os que comprovadamente não causem efeitos nocivos à saúde.

    Lembre-se de que, além da cárie, a erosão do dente é também um problema grave. Para preveni-la é essencial reduzir a freqüência de ingestão de alimentos, bebidas ou medicamentos que contenham ácidos.

Como substituir o açúcar

86. **Os adoçantes substituem o açúcar?**
    Sim. Os adoçantes são considerados substitutos do açúcar em relação ao paladar. Enquanto o açúcar é calórico, os adoçantes podem ou não conter calorias. Variam também de acordo com sua capacidade de adoçar e com sua origem, podendo ser obtidos da natureza ou sintetizados em laboratório.
    Alguns adoçantes sintéticos, como aspartame, sacarina, acesulfame-K e sucralose são aprovados pelas autoridades de saúde pública dos Estados Unidos (FDA), e portanto têm regulamentação no que se refere às doses máximas diárias recomendadas. A estévia, apesar de ser muito utilizada na América do Sul, ainda não tem regulamentação específica quanto a doses máximas permitidas. O ciclamato de sódio foi

proibido nos Estados Unidos, mas estudos recentes comprovam que a dose tóxica é muito alta e, por isso, cogita-se sua reaprovação. Examine sempre o rótulo do adoçante que utiliza para saber a dose máxima diária permitida para consumo.

87. Quais os tipos de adoçantes mais utilizados?

Adoçantes calóricos têm sido utilizados basicamente na indústria alimentícia, principalmente o xilitol e o sorbitol. O xilitol possui doçura semelhante à da sacarose, além de produzir um efeito refrescante na boca – contudo, se consumido em grandes quantidades, pode causar diarréia. Esse adoçante, além de não provocar cárie, parece ter efeito anticárie, e é usado em cremes dentais e em gomas de mascar. O sorbitol possui cerca de metade da doçura da sacarose e, em altas doses, pode também causar diarréia. É utilizado principalmente em gomas de mascar e outros confeitos, e também em medicamentos e cremes dentais, sendo que sob essa forma não provoca cárie.

Os adoçantes não calóricos são encontrados no comércio em forma pura para o consumo (adoçantes de mesa), ou como ingredientes de alimentos dietéticos industrializados e cremes dentais. São ideais, devido à intensidade de sua doçura, para adição em bebidas, guloseimas e outros alimentos. Possuem doçura muito superior à da sacarose, porém alguns podem apresentar sabor residual amargo, como a sacarina. Além dela, os mais usados são o ciclamato de sódio, o aspartame, o esteviosídeo (estévia), o acesulfame-K e a sucralose. Os adoçantes não calóricos, além de não provocar cárie, auxiliam também no controle da obesidade.

88. Os adoçantes evitam a cárie dentária?

Sim. A maioria dos adoçantes calóricos e todos os adoçantes não calóricos não causam ou têm possibilidade muito pequena de causar cárie. O açúcar mais consumido em nosso dia-a-dia, a sacarose, é o alimento principal das bactérias que provocam cárie, porém essas bactérias não utilizam os adoçantes para produzir ácido. Quando há oferta de adoçantes substituindo a sacarose, o número dessas bactérias na boca diminui, reduzindo assim a chance de se ter cárie. No entanto, é muito importante lembrar que vários fatores atuam em conjunto para provocar a cárie; assim, sua prevenção não pode ser direcionada para um único fator.

89. Os adoçantes têm contra-indicação para a saúde geral?

Não, desde que sejam ingeridos dentro da quantidade recomendada (a maioria dos produtos dietéticos apresenta em seus rótulos a dose máxima diária). Deve-se tomar cuidado com os adoçantes à base de sorbitol, manitol e xilitol para que a ingestão não ultrapasse a dose de 50g/dia, sob o risco de provocarem diarréia.

90. Os chicletes sem açúcar são melhores do que os com açúcar?

Sim, são melhores do que aqueles com açúcar, mas devem ser usados com moderação. O fato positivo é que, além de estimularem a salivação (a saliva é arma de defesa natural), os chicletes à base de xilitol parecem ajudar na proteção contra a cárie.

91. O uso indiscriminado de refrigerante com adoçante faz mal à saúde?

Sim, como ocorre com qualquer produto, o uso indiscriminado de refrigerantes com adoçantes está contra-indicado. Essas bebidas devem ser usadas com moderação. Os refrigerantes dietéticos utilizam, em geral, uma mistura de aspartame, sacarina e ciclamato de sódio. Embora atingir a dose máxima diária seja praticamente impossível, o mais sensato é utilizar pouco, ainda mais quando se sabe que o consumo freqüente de refrigerantes (*diet*, *light* e normal) e de sucos de frutas industrializados leva à erosão dentária.

92. O que é erosão dentária?

Erosão dentária é a dissolução progressiva do dente pela ação dos ácidos contidos em bebidas ou alimentos. Pode também se manifestar em pessoas que vomitam freqüentemente devido a distúrbios alimentares (vômito é ácido) ou que trabalham em indústrias que usam produtos ácidos. Ao contrário da cárie, onde a "dissolução" do dente é causada por bactérias, na erosão ela ocorre independentemente da presença de microrganismos. Entre 25 e 60% das pessoas, em diferentes partes do mundo, apresentam esse problema, que parece estar aumentando.

A ingestão de alimentos altamente ácidos é a causa mais freqüente da erosão, principalmente refrigerantes, bebidas energéticas e sucos de frutas industrializados. É importante saber que, além de açúcar, esses produtos apresentam ácidos em sua composição, e que, quando ingeridos com muita freqüência, fazem com que os dentes se "dissolvam" gradativamente.

A erosão é mais comum em crianças pequenas e em adolescentes. Nas crianças pequenas ela surge com a administração freqüente de refrigerantes ou sucos de frutas industrializados na mamadeira, geralmente oferecida com o intuito de acalmá-las. Em adolescentes, é fruto da ingestão excessiva de refrigerantes e bebidas energéticas, principalmente à noite, antes de dormir. Todas essas bebidas, tanto sob a forma *diet*, *light* ou normal são altamente ácidas e podem causar erosão dentária, se ingeridas freqüentemente.

Com relação à prevenção, a melhor recomendação é diminuir ou evitar o ataque ácido. Contudo, em casos nos quais isso não é possível, como em portadores de bulimia ou anorexia, outras medidas preventivas podem ajudar a diminuir a dissolução do dente, evitando, pelo menos em parte, sua erosão. O flúor, importante aliado contra a cárie, parece também auxiliar no controle da erosão, tornando a superfície do dente mais dura, portanto mais resistente aos ataques de ácidos. Pessoas que apresentam esse problema devem ser submetidas a um programa intenso de uso de flúor, combinando creme dental, bochechos e aplicações de flúor pelo dentista.

Outras ameaças a seu sorriso

93. O cigarro é uma ameaça para a saúde bucal?

Sim, além de manchar os dentes, deixando-os escurecidos e feios, e de causar mau hálito, o cigarro leva a problemas de saúde bucal mais graves. Os fumantes têm 4 vezes mais risco de apresentar câncer bucal e mais probabilidade de desenvolver doença gengival grave. Quando tratados, respondem pior ao tratamento de gengiva. Além disso, o número de cáries é maior entre fumantes.

94. Por que meus dentes doem com alimentos gelados e quentes?

Em algumas pessoas, alimentos quentes ou gelados, ou ainda o uso da escova ou de fio/fita dental, podem causar dor. Isso é conhecido como sensibilidade dentária, e ocorre quando as gengivas retraíram, e não cobrem completamente as raízes dos dentes, devido a doenças da gengiva ou ao excesso de força na escovação.

O aumento de sensibilidade acontece também quando houve desgaste do esmalte, expondo a dentina (parte interna do dente), que é altamente sensível. Esse tipo de desgaste pode ser causado pelo uso excessivo de bebidas ácidas, vômitos freqüentes (bulimia ou anorexia) ou porque a pessoa range os dentes ou escova com muita força.

95. O que pode ser feito para diminuir a sensibilidade?

Quando a sensibilidade é causada pela exposição da raiz, a adoção de limpeza adequada do local com escova macia e creme dental contendo flúor poderá resolver o problema. Se for fruto do desgaste do esmalte, a extensão do dano deve ser avaliada pelo seu dentista, que indicará o tratamento mais apropriado, que poderá ser, por razões estéticas, a colocação de obturações. A curto prazo, aplicações de flúor pelo profissional têm se mostrado bastante eficientes na redução da sensibilidade, em ambos os casos.

96. Os antibióticos mancham os dentes?

Geralmente, não. Somente os do grupo químico das tetraciclinas, medicamentos que dificultam a formação do esmalte (porção externa do dente, que lhe confere o aspecto brilhante e branco) e da dentina (porção situada abaixo do esmalte), provocando alterações na estrutura e cor do dente. As tetraciclinas devem ser evitadas durante a gestação e a infância. Por essa razão, os pais não devem administrar antibióticos aos filhos sem antes consultar o médico ou dentista.

Ir ao dentista

97. Com que freqüência devo ir ao dentista?

A freqüência de visitas será determinada de acordo com sua necessidade, que depende do risco às doenças bucais e de como você se cuida. Nos pacientes com boa saúde bucal também são imprescindíveis, pois garantem a manutenção desta condição ao longo da vida.

Após a conclusão do tratamento é fundamental que se mantenham os resultados obtidos, impedindo a volta das doenças. A fase de manutenção é muito importante no tratamento odontológico.

98. Como escolher um dentista?

Peça indicação ao seu médico ou a amigos e vizinhos. Pergunte especialmente a pessoas que você imagina terem o mesmo grau de exigência que o seu com relação aos cuidados com a saúde. Procure um profissional que possa ensiná-lo a manter a saúde bucal.

99. Por que o dentista precisa tirar radiografias?

As radiografias são auxiliares importantes na avaliação da saúde bucal. Elas mostram alterações que não podem ser detectadas no exame visual que o dentista faz, como cárie entre os dentes, dentes extras (supranumerários), a posição dos dentes permanentes que ainda não nasceram, abcessos, tumores e outras.

O mais importante é que muitas vezes a radiografia descobre problemas iniciais, como cárie ainda nos primeiros estágios (que ainda não se apresentam como cavidades), permitindo que estacionem com limpeza adequada e uso de flúor. Portanto, um exame mais completo feito pelo dentista, incluindo radiografias, pode ajudar a evitar o desenvolvimento de cárie e a necessidade da colocação de restaurações. Seu dentista fará o exame radiográfico apenas quando necessário.

100. Quando é preciso fazer tratamento de canal?

A contaminação da polpa por bactérias pode começar por um acidente traumático, mas na maioria das vezes ocorre por descuido quando a cárie fica tão profunda de modo a atingir a polpa. Geralmente, a primeira reação é a inflamação da polpa, que, se tratada adequadamente, pode ceder. Se não, pode evoluir até a morte da polpa – fenômeno conhecido como necrose pulpar. Essa situação muitas vezes leva à formação de abcesso (bolinha de pus), inchaço e dor intensa. Mesmo na ausência de dor, produtos tóxicos vindos da polpa infeccionada podem prejudicar o osso ao redor do dente, causando sua destruição. Portanto, se o dente não receber tratamento, pode eventualmente ser perdido.

Esses são os casos mais comuns em que o tratamento do canal é uma necessidade, mas existem outras situações nas quais o procedimento deverá ser indicado.

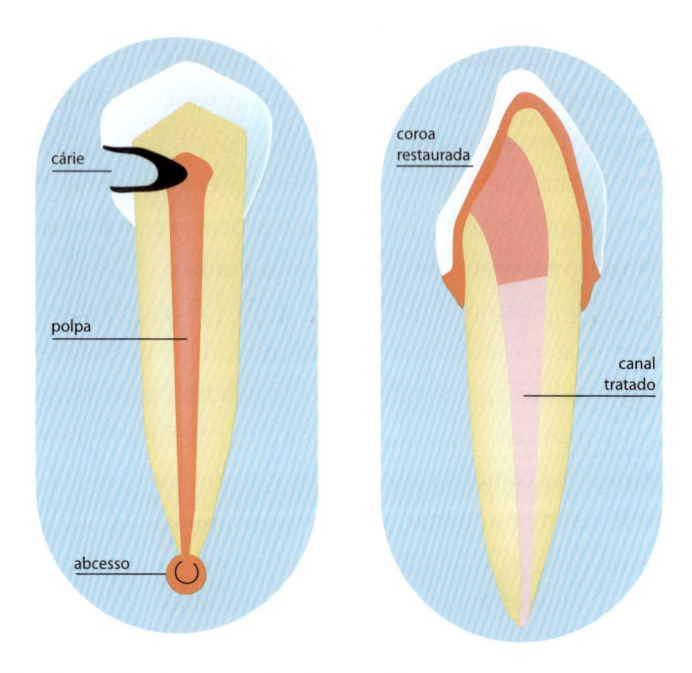

101. O que é o tratamento de canal?

Nesse tratamento faz-se remoção da polpa inflamada ou infectada, limpeza e desinfecção do interior do dente e, por último, preenchimento e vedamento do espaço que antes continha a polpa com material apropriado. O dente é então obturado, evitando sua recontaminação por bactérias. Normalmente, o abcesso desaparece após o tratamento.

102. Dente com canal tratado pode ter cárie?

Sim, pois todas as estruturas duras do dente continuam expostas ao ataque das bactérias que provocam cárie. O perigo é que, nesse caso, a cárie, ainda que muito profunda, não vai mais provocar dor, já que não existe mais a polpa que contém os nervos. Muitas vezes isso faz com que cáries profundas não sejam percebidas, podendo levar a destruição total do dente, deixando como única opção sua extração.

103. O tratamento de canal deixa o dente mais fraco?

Sim. Quando abrimos o dente para o tratamento do canal parte da estrutura dentária é removida, deixando o dente mais sujeito a fratura (quebra). Por isso, é importante restaurá-lo adequadamente após o tratamento com coroas, incrustações ou resinas, dependendo de sua localização.

104. Todo dente fica escuro após o tratamento de canal?

Não. Se o tratamento do canal for bem executado, ele não ficará escuro. A alteração da cor só acontece se o profissional não limpar bem a coroa do dente internamente antes e depois do preenchimento do canal. Mesmo que o dente já apresente escurecimento antes do tratamento, pode ser clareado com técnicas adequadas após o término do tratamento do canal.

105. Como clarear meus dentes?

Os dentes podem ser clareados em casa ou no consultório do dentista. O método doméstico consiste na utilização de uma placa de silicone, levemente preenchida pelo gel clareador.

O número de horas e dias para a utilização dessa placa contendo o produto deve ser determinado pelo seu dentista, e a durabilidade dos resultados é de até três anos.

Existe ainda a alternativa do clareamento feito no consultório: o produto clareador é ativado por uma luz que aumenta a liberação do oxigênio responsável pelo clareamento. O resultado ocorre em apenas uma consulta, mas seu preço é maior do que o doméstico. O mais importante é que, antes de escolher a maneira como vai clarear seus dentes, você consulte seu dentista, para ter certeza de que tem condições de saúde bucal para fazê-lo. Cárie e gengivas inflamadas, assim como qualquer outro problema que você apresente na boca, devem ser diagnosticados e tratados antes do início do tratamento clareador.

106. Por que os dentes devem ser alinhados?

Problemas de mordida (maloclusões) podem afetar a saúde bucal e geral. Dentes mal posicionados são mais difíceis de limpar, aumentando a chance de cárie e doenças da gengiva, o que pode levar à perda de dentes. Além disso, as maloclusões podem ocasionar deformidades faciais, dores musculares e problemas emocionais para aqueles que desejam ter um sorriso bonito. A dificuldade de mastigar corretamente, resultante da maloclusão, pode comprometer a escolha de alimentos necessários para boa nutrição.

107. Como se pode alinhar os dentes?

Com a colocação de aparelho fixo ou removível seu ortodontista alinhará seus dentes, fazendo com que se movimentem para a posição adequada.

108. O que são os dentes do siso?

Os terceiros molares são comumente chamados de dentes do siso, e nascem por volta dos 18 anos. Muitas pessoas não têm esses dentes, outras não têm espaço suficiente na boca para acomodá-los adequadamente. Seu dentista poderá orientá-lo quanto à manutenção ou não dos sisos. Se permanecerem, cuidado especial deve ser dispensado à sua limpeza, que normalmente é neglicenciada, pois estão no fundo da boca, o que facilita o aparecimento de cárie e doenças da gengiva.

109. Observo que meus dentes estão desgastados. Será que os estou rangendo à noite?

O rangimento noturno, denominado bruxismo, é inconsciente e ocorre durante o sono. Pode levar a alguns problemas como dor na musculatura ao levantar, estalos na articulação da mandíbula e principalmente desgaste dentário, que em alguns casos chega a ser totalmente destrutivo. Não se sabe ainda como evitá-lo, portanto, o que o dentista faz é indicar o uso de uma placa oclusal em acrílico, material mais macio que os dentes, para proteger as estruturas do sistema mastigatório. Não se tem como evitar o bruxismo, mas podemos minimizar sua ocorrência. Uma noite de sono tranqüilo certamente diminuirá os seus efeitos. Durma num ambiente totalmente escuro e livre de sons. Evite alimentos pesados, bebidas alcoólicas, café, chá e refrigerantes até 2 horas antes de se deitar. Lembre-se de que dentes desgastados podem ter diversas causas portanto, não hesite em consultar seu dentista.

110. Minha dor de cabeça pode vir dos dentes?

A forma como seus dentes se articulam pode desequilibrar a mandíbula, exigindo um esforço adicional dos músculos mastigatórios. Esta sobrefunção pode levar à dor nos músculos da face e da cabeça. Sabe-se hoje que apenas parte das cefaléias (dores de cabeça) tensionais advém da oclusão dentária. Outros fatores importantes são estresse, posturas incorretas (como carregar bolsas pesadas no ombro, sentar-se incorretamente ao usar o computador, posição incorreta de dormir) e hábitos parafuncionais (mascar chiclete, roer unhas, morder objetos e apertar ou ranger os dentes).

Os tratamentos mais comuns para a dor de cabeça tensional são placas oclusais, exercícios musculares e fisioterapia, que têm produzido bons resultados.

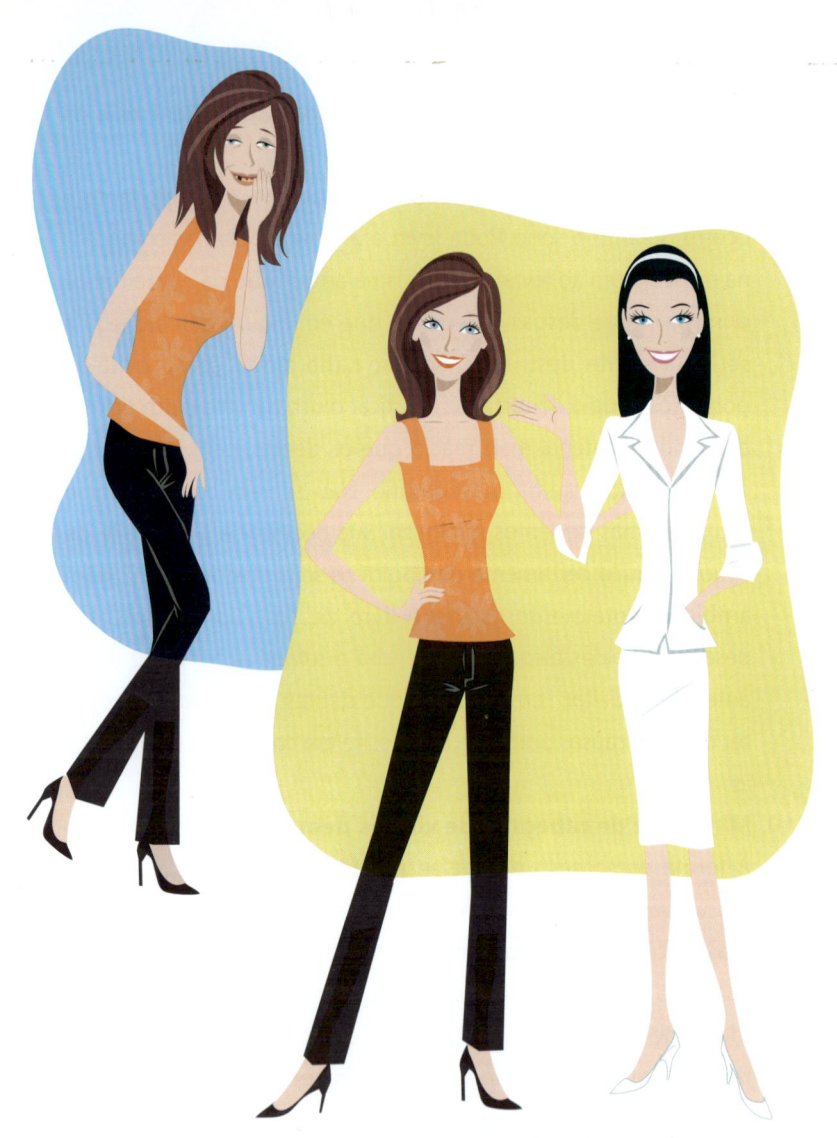

"Abra a boca, sem vergonha de sorrir!
Cuide da saúde bucal para que
sua imagem e saúde sejam preservadas.
Ir ao dentista é como cuidar do seu coração,
dos seus músculos, do seu cabelo, da sua alma.
Um sorriso bonito faz diferença."